# OPHTHALMIE DES ARMÉES.

—

# RAPPORT

A

## M. LE MINISTRE DE L'AGRICULTURE, DU COMMERCE

ET DES TRAVAUX PUBLICS,

SUR

## L'OPHTHALMIE RÉGNANTE EN BELGIQUE,

ACCOMPAGNÉ

DE CONSIDÉRATIONS SUR LA STATISTIQUE DE CE PAYS.

### Par M. P.-L.-B. CAFFE,

Docteur en Médecine de la Faculté de Paris, ancien Chef de la Clinique Ophthalmique de l'Hôtel-Dieu de la même ville, ancien Interne des Hôpitaux civils, ancien Chirurgien Aide-Major de l'armée, Secrétaire de la Société Médicale d'Émulation de Paris, Professeur de Physiologie et de Pathologie spéciales, Membre de la Société anatomique, de l'Académie de Mexico, de l'Institut historique et géographique du Brésil, Membre correspondant de la Société académique de la Loire-Inférieure, de la Société des Sciences naturelles de Bruges, de la Société Médico-Chirurgicale de la même ville, de l'Académie royale de Savoie, Membre correspondant de la Société des Sciences Médicales et naturelles de Bruxelles, de la Société de Médecine d'Anvers, des Sciences et Lettres de la ville de Blois, de la Société Médicale de Dijon, etc.

Paris.

MICHEL FOSSONE, IMPRIMEUR-ÉDITEUR,

RUE DE VAUGIRARD, 104.

A VERSAILLES, MÊME MAISON, AVENUE DE ST.-CLOUD, 3.

—

1840

# RAPPORT

A

## M. LE MINISTRE DE L'AGRICULTURE, DU COMMERCE

### ET DES TRAVAUX PUBLICS.

IMPRIMERIE DE MICHEL FOSSONE,

avenue de Saint-Cloud, 5, à Versailles, et rue de Vaugirard, 104, à Paris.

# OPHTHALMIE DES ARMÉES.

—

# RAPPORT

A

# M. LE MINISTRE DE L'AGRICULTURE, DU COMMERCE

## ET DES TRAVAUX PUBLICS,

SUR

## L'OPHTHALMIE RÉGNANTE EN BELGIQUE,

ACCOMPAGNÉ

### DE CONSIDÉRATIONS SUR LA STATISTIQUE DE CE PAYS.

### Par M. P.-L.-B. CAFFE,

Docteur en Médecine de la Faculté de Paris, ancien Chef de la Clinique Ophthalmique de l'Hôtel-Dieu de la même ville, ancien Interne des Hôpitaux civils, ancien Chirurgien Aide-Major de l'armée, Secrétaire de la Société Médicale d'Émulation de Paris, Professeur de Physiologie et de Pathologie spéciales, Membre de la Société anatomique, de l'Académie de Mexico, de l'Institut historique et géographique du Brésil, Membre correspondant de la Société académique de la Loire-Inférieure, de la Société des Sciences naturelles de Bruges, de la Société Médico-Chirurgicale de la même ville, de l'Académie royale de Savoie, Membre correspondant de la Société des Sciences Médicales et naturelles de Bruxelles, de la Société de Médecine d'Anvers, des Sciences et Lettres de la ville de Blois, de la Société Médicale de Dijon, etc.

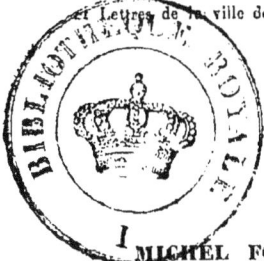

## Paris.

MICHEL FOSSONE, IMPRIMEUR-ÉDITEUR,
RUE DE VAUGIRARD, 104.

A VERSAILLES, MÊME MAISON, AVENUE DE ST.-CLOUD, 3.

—

1840.

# RAPPORT

A

## M. LE MINISTRE DE L'AGRICULTURE, DU COMMERCE

### ET DES TRAVAUX PUBLICS,

sur

## L'OPHTHALMIE RÉGNANTE EN BELGIQUE;

ACCOMPAGNÉ

## DE CONSIDÉRATIONS SUR LA STATISTIQUE DE CE PAYS.

———◦◦◦◦◦———

MONSIEUR LE MINISTRE,

Conformément au désir que vous m'avez fait l'honneur de me manifester par votre lettre du 21 juillet dernier, je viens vous rendre compte des résultats de mon voyage dans le Nord, où je devais me rendre pour faire des recherches sur l'épidémie qui afflige l'armée belge.

Afin de remonter plus sûrement à l'origine de la maladie, d'en suivre la marche, et de bien apprécier les causes de son développement, de sa cessation temporaire ou définitive, j'ai dû, pour atteindre autant qu'il était en moi ce but important, séjourner tantôt dans les lieux que ravageait cette épidémie, tantôt parcourir ceux qu'elle avait déjà abandonnés. En conséquence, j'ai visité, non-seulement toutes les villes de la Belgique où il y avait garnison, hôpitaux, campemens ou dépôts militaires, mais encore la Hollande, les villes de la Confédération-Germanique, toute la Prusse rhénale, etc., etc.

Partout, j'ai rencontré le concours obligeant de médecins instruits, et beaucoup plus que ne le ferait supposer la circonscription de leur pratique. C'est qu'ainsi ils ont le temps de voir et d'interroger tous les faits qui se présentent à eux, moins distraits que les praticiens des grandes villes, qui visitent trop de malades pour pouvoir observer des maladies. Ce qui explique très bien qu'un grand nombre de chefs-d'œuvre dans les sciences médicales ont pris naissance au sein d'une pratique limitée, où l'esprit est moins détourné de ses graves méditations [*].

* Hippocrate, au rapport de Galien, exerça toujours la médecine dans de petites villes, dont les habitans au-

Recueillant les opinions, les idées théoriques, les résultats pratiques de ces médecins, interrogeant en leur présence les faits que j'avais sous les yeux, il m'a été possible d'arriver à des conclusions moins contestables et, j'oserais le dire, tout-à-fait positives sur tout ce qui se rapporte à l'ophthalmie des armées, sujet, qui avait déjà fait naître un très grand nombre de travaux importans, soit de la part des médecins belges, soit de la part de médecins étrangers.

Muni de tous ces précieux documens, je viens aujourd'hui, monsieur le Ministre, vous soumettre les résultats de mes observations, et me bornant à n'en déduire que des corollaires, dont la lecture peut être compatible avec vos occupations sans nombre, je laisserai en réserve les prémices de mon travail et tous

---

raient à peine suffi pour peupler un seul quartier de Rome. Scarpa édifia un monument de chirurgie dans une salle de trente lits. Vanhelmont n'a traité que fort peu de malades; Stalh, Brown, ont été dans le même cas, ainsi que l'illustre Boerhaave, qui ne fut consulté qu'après la publication de ses ouvrages. Au lieu d'une activité matérielle, ils avaient une supériorité d'intelligence, qui en fit à cette époque les réformateurs de la Science médicale.

les matériaux que j'ai rassemblés sur cette maladie, qui continue de faire l'objet de recherches spéciales, dans l'*Encyclographie médicale* du docteur Marinus, dans les *Annales d'oculistique et de gynécologie*, publications périodiques dirigées par de laborieux médecins placés au centre de l'épidémie régnante encore en Belgique, l'un des pays les plus riches et les plus peuplés, où le progrès général du travail et de l'aisance se manifeste cependant bien plus dans les campagnes que dans les villes ; les premières ayant acquis la puissance avec la richesse, et disposant d'un ascendant que la loi électorale n'a fait que constater ; c'est ainsi que la Belgique, qui compte 4,262,660 habitans, qui possède des villes plus anciennes et plus nombreuses que les autres pays, ne renferme, dans les cités, que 958,228 individus *.

* Le royaume de Belgique est situé entre 0 et 4° 15' de longitude Est, et entre 49° 30' et 51° 30' de latitude Nord.

Il est borné, au Nord, par le royaume de Hollande ; au Sud, par la France ; à l'Ouest, par la mer du Nord ; à l'Est, par le grand duché du Bas-Rhin.

Son étendue avec le duché de Luxembourg est de 530 milles carrées.

Au XV<sup>e</sup> siècle, Louvain recensait **200,000**
habitans; un proverbe faisait de Gand, une

Sa population était portée en 1833 à 4,142,257 :
En 1832, la Belgique ne comptait que.   3,827,222;
En 1834, M. A. Rodenbach l'a portée à.   4,082,421;
En 1837, le chiffre a monté à.  .  .  .  4,262,260.

Voici la distribution en 8 provinces, suivant **M.** Rodenbach:

| | MILLES. | POPULATION. | |
| --- | --- | --- | --- |
| PROVINCES. | CARRÉS. | ABSOLUE. | RELATIVE. |
| Flandre occidentale. . . | 59 | 603,214 | 10,224 |
| ——— orientale. . . . | 55 | 733,938 | 13,334 |
| Anvers. . . . . . . | 51 | 347,590 | 6,815 |
| Brabant. . . . . . . | 60 | 556,046 | 9,367 |
| Limbourg. . . . . | 51 | 338,395 | 6,647 |
| Hainaut . . . . . . | 68 | 608,524 | 8,949 |
| Namur. . . . . . | 66 | 211,544 | 3,205 |
| Liége. . . . . . . . | 66 | 371,568 | 5,630 |
| Luxembourg. . . . . | 54 | 311,608 | 5,770 |
| | 530 | 4,082,427 | 49,941 |

Les 96 villes de la Belgique renferment 958,228 habitans; et dans les 3,738 communes, 4,609 bourgades
et villages, où l'on compte 3,124,200.

Les villes les plus populeuses sont :

| | Habitans. | | | Habitans. |
| --- | --- | --- | --- | --- |
| Bruxelles. . . | 103,000 | Louvain. . . | . | 24,000 |
| Gand. . . . | 85,000 | Malines. . | . | 23,000 |
| Anvers.. . . | 76,000 | Mons. . . | . | 23,000 |
| Liége. . . . | 60,000 | Namur.. . | . | 20,500 |
| Bruges.. . . | 42,000 | Saint-Nicolas.. | | 20,500 |
| Tournay. . . | 29,000 | Verviers. . | . | 20,000 |

ville plus étendue que Paris. Anvers et son port, créations de Napoléon, qui pourrait

La Belgique est un pays de plaines ; le sol s'élève vers le Sud-Est, où se trouvent les Ardennes. Les plus hauts sommets sont dans le Grand-Duché de Luxembourg, et atteignent à peine l'élévation absolue de 300 toises.

Une foule de rivières sillonnent le pays ; les plus remarquables sont : la Meuse et la Sambre, son confluent ; l'Escaut, qui prend sa source en France, dans les collines crayeuses du Châtelet (Aisne), n'acquiert de l'importance qu'à peu de distance de sa double bouche, voisine de celle de la Meuse. Parmi les autres rivières, on remarque : l'Outhre et la Vèdre, affluens de la Meuse ; la Lys et le Rupel, qui se jettent dans l'Escaut ; la grande et la petite Nethe, la Dyle, grossies des eaux de la Demer et de la Senne, qui forment le Rupel. La Lèse, ruisseau, n'est célèbre que par son passage souterrain dans la grotte de Han.

La Belgique est, comme la Hollande, favorisée par un grand nombre de canaux, parmi lesquels on distingue : le canal du Nord, qui unit l'Escaut à la Meuse ; celui de Mons à Condé, celui de Charleroi à Bruxelles, celui de Bruxelles à Anvers, celui de Terneuse à Gand, celui de Bruges à Ostende, et de Bruges à Gand.

### Eaux Thermales et Minérales de la Belgique.

On trouve à Chaux-Fontaines, une source d'eau assez abondante, de la température moyenne de 25 degrés. Cette eau est onctueuse, sans saveur, et contient une proportion très légère de soufre.

Le village de Chaux-Fontaines est situé à deux lieues

devenir l'une des premières villes maritimes
de l'univers , reste encore sans mouvement

de Liége, sur la route de Spa. Il tend chaque jour à
prendre de l'accroissement par de nouvelles constructions, on y prépare l'alun en grand. Tout près du château de Mont-Jardin , se trouve une autre source d'eau
thermale , qui est entièrement ignorée.

Les eaux minérales les plus connues de la Belgique et
de l'Europe sont celles de Spa, jolie petite ville de
2,000 habitans environ , située à deux lieues d'Aix-la-
Chapelle, et à neuf de Liége ; il est peu de sites dont les
agrémens aient été plus vantés , et avec plus de raison.
Dans la saison des eaux, tous les plaisirs s'y réunissent,
la salle de la redoute est d'une très belle architecture, à
colonnes très élevées ; la salle de spectacle fait suite à
celle du bal , et les fêtes que l'on y donne sont conti-
nuelles. Les promenades des environs sont variées et
pittoresques, et l'on remarque surtout celles du Marti-
net, celles qui conduisent au Champignon , au Temple
d'Annette et Lubin , à la Géronstère et dans la belle
vallée de l'Emblève , où se trouve le château de Mont-
Jardin, habité par la mère de M. le ministre de Theux, et
près duquel on passe pour aller visiter la fameuse grotte
de Remouchant, si riche en stalactites de toutes formes,
et dont quelques-unes s'étalent en élégantes draperies
transparentes aux flambeaux dont on se sert pour visiter ces grottes souterraines , ce qui n'exige pas moins
de trois heures de temps. La dernière de ces grottes fut
découverte il y a quatre ans. Elle est située au-dessous
de l'ancienne, terminée par un lac ; et c'est là que l'on
trouve, après avoir passé sur deux ponts , une rivière

et ne compte que **70,000** individus. Ces
puissantes communes , qui pouvaient mettre

qui coule dans ces excavations, et qui porte le nom de
Rubicon. L'imagination a donné à la forme capricieuse
des nombreuses stalactites , que l'on y rencontre , des
noms qui offrent quelque analogie avec les objets qu'ils
rappellent, telle que le Palmier, la salle des fées, le tom-
beau de Napoléon, la dame Blanche , etc.

Le voyage dans l'intérieur des grottes de Remouchant
n'est pas sans danger, et cependant rien n'égale l'intré-
pidité des belles et élégantes dames qui les visitent, at-
tirées par ces curiosités étranges, après toutefois s'être
affublées de blouses et de pantalons. Pour y aller au
travers de la vallée d'Emblève, il faut trois heures
de chemin à cheval , et c'est le seul moyen de faire ce
trajet.

Les sources de Spa sont séparées ; la fontaine du Pou-
hon est la seule qui soit dans la ville ; c'est aussi la plus
active et la plus fréquentée.

La Géronstère est placée au milieu d'un bois, c'est là
que Pierre 1er, Empereur de toutes les Russies, réta-
blit sa santé.

Les autres sources sont : la Sauvinière, à une demi-
lieue de la ville * ; la Groesberck, ainsi nommée, parce
qu'en 1651 , un baron de ce nom y trouva la guérison ;
enfin, la 1re et la 2e fontaine du Tonnelet.

Les eaux de Spa sont claires, tout-à-fait transparentes ; elles ont un goût piquant, aigrelet et ferrugineux ;

---

* C'est aussi là que l'on trouve empreint dans un bloc de pierre le
*pied de St. Rémacle*, qui a, suivant les dictons du pays , le singulier
pouvoir de guérir la stérilité, lorsque les femmes y mettent *les pieds*.

des armées sur pied , et traitaient d'égal à égal avec les rois , se consolent à présent en mon-

elles sont pétillantes et mousseuses. Leur sédiment laisse des taches de rouille sur le linge ; exposées à l'air libre, elles se couvrent d'une pellicule irisée.

Dans ces eaux, on constate du carbonate de chaux, du carbonate de magnésie, du carbonate de soude , l'hydrochlorate de soude et de carbonate de fer, enfin, cinq fois son volume d'acide carbonique. Ces eaux, mises en bouteilles , se conservent sans altération et voyagent ainsi par toute l'Europe.

Les eaux de Spa ont une grande puissance dans le traitement des maladies chroniques , des diarrhées opiniâtres , dans les néphrites chroniques , dans les ischuries , dans les cachexies scorbutiques, dans les hydropisies , dans les suppressions menstruelles , dans les leucorrhées, dans l'hypocondrie, dans l'hystérie, dans les débilités , les énervations suites d'abus conjugaux.

L'usage de ces eaux doit être indiqué avec discernement, on ne peut les conseiller aux tempéramens pléthoriques , aux individus à face congestionnée , désignés sous le nom d'apoplectiques ambulans.

La dose commune des eaux de Spa est de quatre ou cinq verres ; elles produisent quelquefois des phénomènes d'ivresse. Avant leur usage, il est souvent utile d'employer de légers laxatifs, par exemple, la magnésie ou la rhubarbe. Pour certaines affections, on obtient un salutaire effet par le mélange de ces eaux avec le lait d'ânesse. Il y a toujours un choix à faire pour ces sources , dont l'action n'est pas identique.

Les influences morales , heureuses et gaies, que pro-

trant avec orgueil les monumens de leurs pères, les églises, les musées de leurs grands-maîtres,

cure le séjour de Spa, ont une part efficace dans le traitement de l'hypocondrie ; le grand et noble Alfiéri, souffrant et mélancolique, disait des eaux de Spa, auxquelles il se rendait souvent : *quel luoguo mi ave sempre lasciato un qualche desiderio di rivederlo à cuor libero ; parendomi quella esser una vita addata al mio umore, perchè rumore e solitudine, ondevi si puo stare inosservato ed ignoto intra le publiche voglie e festini.*

Le climat de la Belgique est doux, la température moyenne, et de 8 au-dessus de 0.

Des chemins de fer, prenant tous leur embranchement à Malines, qui en est la station centrale, conduisent dans la plupart des villes de la Belgique ; les dernières lignes, celles de Bruges, Gand et Ostende ont été inaugurées seulement au mois d'août de l'année 1838. La seule ligne de Bruxelles à Liége, desservant tous les points intermédiaires, est parcourue par près de 150,000 individus annuellement.

Tous ces chemins de fer sont entrepris et exécutés aux frais du gouvernement, qui en est le seul administrateur. Il rend un compte mensuel des recettes et dépenses, par la voie des journaux.

### Statistique productive et commerciale.

Sous le rapport agricole, la Belgique est divisée en 3,420,750 bonniers (chaque bonnier équivaut à 4 hectares et 1 fraction), dans la province d'Anvers ; il y en a 161,154 de terres labourées, et 76,860 de terres in-

et leurs nombreuses institutions de charité, que
pourraient envier leurs voisins. Ils espèrent cha-

cultes, c'est-à-dire, que les terres cultivées sont, aux
terres incultes, comme 2 à 1.

Dans le Limbourg et dans le Luxembourg, on peut
évaluer approximativement, à la même quantité, la
proportion des terres incultes.

Le Brabant comprend 328,323 bonniers, dont
274,053 de terres cultivées, et 1,106 de terres incultes.

La Flandre occidentale 323,526 bonniers, dont
273,140 cultivées, et 7,281 incultes.

La Flandre orientale 299,784 bonniers, 254,477 cultivées, et 1,409 incultes.

Le Hainaut 372,193 bonniers, dont 295,178 cultivées, et 2,674 incultes.

Les céréales viennent en abondance en Belgique;
le lin, le chanvre, le tabac, le houblon et la garance
prospèrent dans ce pays, où l'agriculture est perfec-
tionnée, et où rien n'est laissé à la routine ignorante.

*Prix de l'hectolitre des grains à différentes époques.*

|  | 1817 |  | 1824 |  | 1831 |  | 1833 |  |
|---|---|---|---|---|---|---|---|---|
| Froment blanc. | 35 | 38 | 11 | 09 | 15 | 06 | 9 | 85 |
| roux. | 35 | 65 | 10 | 67 |  |  |  |  |
| Seigle. . . . | 24 | 70 | 6 | 37 |  |  |  |  |

Les prairies bien entretenues, permettent d'élever le
bétail de la meilleure espèce. Les moutons et les bêtes à
cornes sont les plus nombreux dans le Luxembourg; le
Hainaut a plus de chevaux; le Limbourg plus de voi-
tures.

que jour, que le commerce se mettra de niveau
avec l'industrie de production, le mouvement

Le jardinage n'est pas moins bien cultivé que les autres branches de l'industrie rurale.

La Belgique est riche en minéraux; ses mines produisent le fer, le cuivre, le plomb, le marbre, le calcaire
propre aux constructions (calcaire fétide), la chaux,
l'ardoise, l'albâtre et surtout la houille. La seule province de Hainaut contient 120 houillères exploitées,
qui donnent par an, près d'un million de quintaux métriques de charbon de terre. Il résulte d'un rapport tout
nouvellement adressé à la Chambre des représentans de
la Belgique, que les houillères de ce petit royaume,
dont la superficie égale à peine celle de cinq départemens
français, ont produit, l'année dernière 32,000,000 de
quintaux métriques, tandis que les nôtres n'en rendaient que 20,000,000. L'exploitation a eu lieu en
France dans 198 mines, qui occupent 1,750 ouvriers;
elle s'opère en Belgique dans 250 mines, qui fournis-
sent du travail à 3,120 mineurs. Le charbon provenant
des mines françaises est évalué à 19,000,000 de francs;
celui des mines belges atteint au moins 22,000,000.

L'industrie des fers en Belgique n'est pas dans une
situation moins brillante. Il existe actuellement sur le
territoire belge, 88 hauts fourneaux en activité, dont 66
au charbon de bois, et 22 au coke. On sait qu'un haut
fourneau au coke rend de 3 à 5 fois autant qu'un haut
fourneau au charbon de bois, et la Belgique en a 25
nouveaux en construction. Toutes les usines françaises
réunies ont donné 2,948,000 quintaux métriques de
fonte; celles de la Belgique en ont fourni 1,350,000.

croissant des importations et des exporta-
tions de ce pays, n'est annuellement que de

Proportionnellement à la population, le chiffre belge
est supérieur à celui de l'Angleterre elle-même, car la
production de la Grande-Bretagne n'est guère que le
double de celle de la France, tandis que la population
est sextuple de celle de la Belgique.

L'industrie manufacturière de la Belgique égale et
surpasse même son industrie agricole; elle tient un des
premiers rangs parmi les nations industrieuses. Les den-
telles, les cotons imprimés, les tapis, les draps, les
tanneries, le tabac, la carrosserie, les faïences, l'orfé-
vrerie, les ouvrages de fer, d'acier et de laiton, et la librairie, servent d'élémens à son commerce.

La ville d'Anvers, port principal de commerce, voit
apporter, par environ 400 navires, plus de 60,000 tonneaux de marchandises. Il sort de ce port 250 navires,
jaugeant plus de 33,000 tonneaux. L'Angleterre, la
Suède, les États-Unis, la Russie, le Brésil et la France
alimentent ce commerce.

L'une des plus belles usines qui existent sur le conti-
nent, est celle de Seraing, à une lieue et demie de
Liége, sur les bords de la Meuse, dans l'ancienne ré-
sidence des princes Évèques de ce pays. On y trouve
deux puits d'extraction, l'un de 1200 pieds et l'autre
de 1800 pieds de profondeur. La machine à vapeur, qui
sert à l'extraction de la houille et à l'épuisement des
eaux, est de la force de 350 chevaux. Chaque panier, qui
remonte chargé de houille, pèse 700 kilog.

L'eau extraite des puits est amenée dans des bassins;

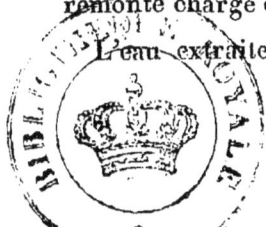

350 millions, tandis que la production va pour ainsi dire, se décuplant sans cesse.

une partie sert à alimenter les machines à vapeur, et l'autre est déversée dans la Meuse.

Le soufflet aérifère des fourneaux est de la force de 80 chevaux; il a huit soupapes, quatre en haut, quatre en bas. La précision de toutes ces machines est tellement grande, qu'on n'entend aucun bruit de frottement.

Tous les détails de la fabrication se trouvent dans le même établissement, et c'est ce qui en constitue son plus grand avantage. On y voit des salles pour les tourneurs, des salles pour les modèles, de très belles écuries, etc., la houille extraite se consomme toute dans cette usine.

Le nombre des ouvriers est de 3,500; la moyenne du prix de leur journée est de 3 fr. 50 cent., et le maximum de 15 à 20 fr. La dépense hebdomadaire est de 60,000 fr. environ.

Au moment où j'ai visité cet établissement, un certain nombre de femmes étaient employées à charger les hauts fourneaux, et l'on construisait des bateaux à vapeur en fer battu qui devaient faire le service sur la Meuse, ne tirant que 18 pouces d'eau.

M. Jonh Cockerill est le seul Directeur-propriétaire de cette immense usine, ayant acheté du gouvernement de Léopold la portion du roi Guillaume; la valeur totale est aujourd'hui d'au moins douze millions. Cet habile industriel dirige encore un très grand nombre d'autres établissemens avec son zèle infatigable; la fermeté de son caractère et son équité le font considérer comme le père de tous ses nombreux ouvriers. Il faut avoir été

Le rapprochement, le contact non inter-
rompu d'une population aussi active et trop

témoin, comme moi, de l'impression douloureuse et
retentissante causée par le dernier accident qui faillit
lui enlever la vie à Baptiste, sur la route d'Aix-la-
Chapelle, pour se faire une idée de l'affection que tous
ses administrés lui portent. Une fête fut improvisée par
eux à son retour à Liége, et l'on proposa de lui élever
une statue en fonte pendant sa vie, ovation qui n'eut
jamais d'exemple. Il voulut se soustraire à tous ces té-
moignages. M^me Cockerill fut chargée de le représenter
dans ce jour où l'on fêtait sa convalescence.

En France, il n'existe qu'un seul établissement que
l'on puisse comparer à celui de Seraing, je veux citer
les usines et fonderies du Creuzot, dans le département
de Saône-et-Loire. J'ai été les visiter en 1837, et je fus
assez heureux pour rencontrer l'un de ses propriétaires, M. Schneider, qui lutte seul, par sa haute intelligence des hommes et des affaires, et par son
énergique activité, avec la concurrence organisée de la
Belgique et de l'Angleterre.

Voici le nom et le chiffre des valeurs des principaux
objets d'importation en Belgique en 1831 :

| | | |
|---|---:|---|
| Cafés. . . . . | 12,100,390 fr. | |
| Sucres. . . . | 6,689,300 | |
| Cuirs. . . . . | 5,140,900 | |
| Grains . . . . | 4,015,800 | |
| Teintures. . . | 1,850,300 | 35,536,900 fr. |
| Tabacs. . . . | 1,638,700 | |
| Potasse. . . . | 1,498,400 | |
| Cotons. . . . | 1,498,400 | |
| Bois. . . . . | 1,104,800 | |

nombreuse sur une surface très limitée, privée de montagnes élevées, sans accidens de ter-

Les villes les plus commerçantes et les plus industrieuses de la Belgique, Bruxelles et Anvers exceptées, sont Neufchâteau, Namur, Ostende (port), Bruges, Ypres, Gand, Tournay, Charleroy, Verviers, Malines.

Je ne saurais passer sous silence une autre branche de commerce qui, de nos jours, est devenue très importante; je veux parler de l'immense accroissement du commerce de la librairie, surtout à Bruxelles. Ce développement est dû aux contrefaçons des meilleurs ouvrages publiés en France, et qui se livrent ainsi à moitié prix presque aussitôt. Toutes les réclamations sont restées jusqu'à ce jour sans résultat.

*Statistique morale et administrative.*

Les Belges constituent la presque totalité des habitans de ce royaume; car, sur 3,580,782 habitans, on comptait 3,570,000 Belges, 10,000 Allemands et Bataves, et 782 Juifs.

Sous le rapport des Cultes, en s'appuyant sur le chiffre de 3,434,155 habitans, il y a;

3,420,198 Catholiques;

12,394 Protestans;

782 Juifs;

781 de Cultes inconnus.

L'archevêque réside à Malines; les évêques à Tournay, Namur, Liége, Gand et Bruges.

La constitution du gouvernement représentatif de Belgique proclame tous les Belges égaux devant la loi. Les propriétaires payant 2,000 fr. d'impôts sont aptes à devenir sénateurs. Pour être élu député, il suffit d'être

rains, sans fleuves d'un cours rapide et sous un climat presque partout identique, toutes

citoyen. La presse y jouit d'une grande liberté. L'exercice de tous les cultes est libre, mais le catholicisme prédomine et de beaucoup.

L'instruction en Belgique est entièrement libre. On y compte 4 Universités : à Liége, à Gand, à Louvain et à Bruxelles ; 1,500 étudians, 1 sur 2,666 habitans, en suivent les cours ; 409,250 élèves fréquentaient, en 1834, les écoles publiques ; ainsi, plus d'un élève sur dix habitans.

On peut partager la population de cet État entre les deux souches suivantes : *souche Germanique*, à laquelle appartient la *Belgique*, ou *Néerlandaise*, qui parlent le Flamand, dialecte de la langue néerlandaise ; *souche Greco-Latine*, à laquelle appartiennent tous les *Vallons* ou *Belges*, parlant le Français-Flamand et le Vallon, deux dialectes de la langue Française.

Les arts, en Belgique, sont en honneur depuis des siècles ; la peinture, entre autres, y fut très cultivée et connue sous le nom d'*École flamande*. Dans la littérature et la musique, la Belgique suit le mouvement de la France, qu'elle copie et contrefait.

La forme du Gouvernement est représentative. La Chambre des sénateurs est composée de 51 membres élus pour huit ans. La chambre des représentans compte 102 membres élus pour quatre ans. Les mêmes électeurs choisissent et les sénateurs et les représentans. Il y a en Belgique 1 représentant sur 39,821 habitans. Les sénateurs se renouvellent par moitié tous les quatre ans, les représentans tous les deux ans.

ces circonstances physiques ne sont pas d'une
médiocre importance pour la propagation et la

Bruxelles est la capitale du royaume.

Le code Napoléon et toutes les lois civiles publiées
en France, de 1795 à 1814, sont en vigueur en Belgique, sauf quelques exceptions. L'institution du jury
y date de 1831. Le nombre total des affaires soumises
aux assises, en 1836, a été, pour l'arrondissement de
Bruxelles, de 159 accusés, ou 1 sur 4,825 habitans;
à Anvers, 25, ou 1 sur 6,039 habitans; à Louvain, 19,
ou 1 sur 7,095 habitans; à Malines, 1 sur 11,702, et à
Mons, 1 sur 30,935 habitans.

Le terme moyen des accusés devant les cours d'assises est 1 sur 6,555 habitans. Sur 100 crimes contre
les personnes et les propriétés, il y a 68 délits contre
les propriétés et 32 contre les personnes. Sur 100 accusés, on en compte 40 d'acquittés. Sur 1,441 condamna-
tions, de 1831 à 1834, il y avait 47 condamnés à mort,
128 aux travaux perpétuels, 224 aux travaux à temps,
410 à la réclusion, 599 à des peines correctionnelles, 21
à la simple détention.

Les tribunaux correctionnels jugent environ 23,500
affaires par an; sur 100 prévenus, il y a 24 acquittés et
76 condamnés.

Les tribunaux de police s'occupent de plus de 16,500
inculpations; sur 100 accusés, il y a 16 acquittés.

Plus de la moitié des accusés sont traduits devant les
tribunaux pour vol, abus de confiance ou escroquerie.
Sur 100 inculpés, on compte 6 individus qui ont moins
de seize ans, 12 de seize à vingt-un ans, 81 de vingt-un
à soixante-dix ans, et un de plus de soixante-dix ans.

persistance d'une épidémie quelconque une fois
déclarée.

*Accidens arrivés en Belgique dans le cours de 1837.*

Incendies . . . . . . . . . . . . 259
Suicides . . . , . . . . . . . . 107
Morts accidentelles . . . . . . . 298
Meurtres involontaires . . . . . . 2
Cadavres . . . . . . . . . . . 340
Coups mortels . . . . . . . . . . 39
Infanficides . . . . . . . . . . 4
Blessures accidentelles . . . . . . 54
Disparutions . . . . . . . . . . 6
Orages et ouragans . . . . . . . . 17
Inondations . . . . . . . . . . . 4
Navires échoués . . . . . . . . 10
Bateaux chavirés . . . . . . . . 6
Éboulemens violens d'édifices . . . . 2
Dégradations . . . . . . . . . 9
Chiens enragés . . . . . . . . . 7
Arrestations de toutes sortes, crimes, délits,
mandats de justice . . . . . . . 3,507

*De la mortalité en Belgique.*

Sur 116,573 morts, il y en a :
10,950 au-dessous d'un mois ;
5,525 de 2 à 3 ans ;
3,636 de 3 à 4 ;
4,084 de 20 à 25 ;
3,622 de 25 à 30 ;
706 âgés de plus de 90 ans, dont :

C'est ainsi que la maladie , qui fait l'objet de
mon rapport, s'est montrée spontanément ou

> 14 de 98 à 99 ans ;
> 11 de 99 à 100 ;
> 12 au-dessus de 100 ans.

En 1832, on a constaté en Belgique 19,316 cas de
choléra-morbus :

> 12,905 malades ont été guéris ,
> 6,611 sont morts.

### *Ophtalmie.*

Le nombre des ophthalmiques, depuis 1814, époque
de l'invasion de cette maladie, a été de plus de 100,000.

Dans l'état actuel des choses, on ne peut déterminer
l'époque de la cessation de cette épidémie, si nos conseils
ne sont pas assez heureux pour prévaloir. Jusqu'à présent, des recherches, qui se continuent , n'ont pu encore
donner le chiffre exact des cécités complètes et incom-
plètes dont le nombre est déjà considérable en Belgique.

Ainsi , le choléra n'aura été qu'un malheur passa-
ger, hâtant la mort des plus faibles, des plus détériorés
d'une population, balayant brusquement, et servant
d'exutoire aux infirmités physiques de la société , tandis
que l'ophthalmie sévit presque indistinctement sur tous
les individus , mais plus spécialement encore sur des
adultes robustes et vigoureux , comme les militaires ; il
est vrai qu'elle ne leur enlève pas la vie , mais elle leur
enlève bien plus encore : elle détruit l'organe qui
servait à la faire apprécier et à l'entretenir.

Le budget de 1836 présentait 85,558,151 francs de
revenus et autant de dépenses.

a été importée en Belgique depuis 1814, mais ce n'est que depuis 1830, qu'elle a sévi pen-

Voici le détail des dépenses :

| | | |
|---|---|---|
| Ministères. | . . . . . . . | 58,563,919 fr. |
| ( Guerre, 37,341,000 fr. ) | | |
| Liste civile. | . . . . . . . | 4,800,000 |
| Pensions, intérêts de la dette publ. | | 25,194,232 |
| Dette. | . . . . . . . . . | 119,207,394 |
| Emprunt projeté. | . . . . . . | 30,000,000 |

### Armée Belge.

L'armée belge présente un effectif de :

77 Bataillons d'infanterie ;
40 Escadrons de cavalerie ;
3 Régimens d'artillerie.

L'infanterie se divise en 12 régimens de ligne, 8 régimens de chasseurs, 1 régiment de grenadiers et de voltigeurs, et 9 régimens de réserve ; en tout 25 régimens.

La cavalerie est formée de 14 escadrons de lanciers, 14 escadrons de chasseurs, 8 escadrons de cuirassiers, et 4 escadrons de guides.

Les places fortes de la Belgique sont :

| | |
|---|---|
| Anvers ; | Maëstricht, |
| Mons , | Tournay, |
| Charleroy, | Namur. |

La marine belge consiste en 2 brigantins de huit canons, 4 goëlettes de huit canons, 8 chaloupes de cinq canons.

Les ordres de la Belgique, créés depuis 1831, sont : l'Étoile d'honneur, trois classes, pour les services rendant plusieurs années avec une très grande intensité, au point de compter, quelquefois,

dus en 1830; l'ordre de Léopold, quatres classes pour le mérite militaire et civil; la croix de Fer, deux classes.

Les armes présentent le Lion du Brabant, avec cette inscription : *l'Union fait la Force.*

Les couleurs nationales sont : le rouge, le jaune et le noir réunis.

### *Banque commerciale.*

Toutes les banques autorisées par le Gouvernement émettent des billets dont la moindre valeur est de 25 florins, soit 50 francs; la circulation de ces billets est libre et non obligatoire; aussi, leur acceptation n'est-elle facile que dans les provinces où ils ont été créés, et dont ils portent le nom.

Les soins et l'étendue que j'ai donnés à la statistique de la Belgique, obtiendront, je l'espère, le suffrage de tous les hommes qui attachent de l'importance aux travaux positifs. La Médecine philosophique ne se borne pas à étudier l'homme comme individu, mais elle doit nécessairement embrasser tous les agens physiques et moraux qui le pressent et le circonviennent de toutes parts, à tel point que l'homme lui-même n'est le plus souvent que le résultat ou l'auxiliaire de toutes circonstances extérieures.

La connaissance complète de l'homme doit toujours accompagner celle du pays qu'il habite. L'immortel traité de l'air, des eaux et des lieux est là, depuis 3,000 ans, pour servir d'exemple.

un huitième des soldats atteints de l'ophthalmie et dans quelques régimens la moitié. Aujourd'hui encore, le nombre des ophthalmiques est d'environ 5,000 sur une armée de 50,000 *.

L'intensité de cette maladie éveilla la sollicitude du gouvernement, au point qu'il ordonna la création d'une commission médicale permanente, composée de professeurs et de praticiens distingués de ce pays. Le gouvernement belge fit en outre venir à ses frais, des professeurs d'ophthalmologie de Vienne et de Berlin.

Les efforts réunis et isolés du gouvernement, les commissions médicales, la présence de ces médecins étrangers produisirent d'innombrables discussions, ajoutèrent de nouvelles lumières aux connaissances déjà acquises ; mais il faut l'avouer avec regret, ils prouvèrent en même temps leur insuffisance pour annihiler le fléau, dont la marche s'est déjà plusieurs fois

* Depuis 1814, l'ophthalmie a toujours régné en Belgique dans quatre garnisons seulement, jusqu'en 1830, d'où elle se répandit alors dans tous les corps, dans toutes les autres garnisons, à la suite des rapports répétés de mouvemens plus fréquens, que les troupes durent exécuter depuis la dernière révolution.

ralentie, mais sans jamais disparaître entièrement.

Quelle que soit l'inefficacité de tous les moyens
tentés jusqu'à ce jour, je ne crois pas trop pré-
sumer de mes forces, M. le Ministre, en cher-
chant à apprécier les causes de cet insuccès,
en même temps que j'essaierai d'indiquer les
mesures à prendre pour détruire cette maladie,
et mieux encore pour la prévenir.

Malgré ma répugnance pour tout ce qui tient
à la forme scholastique, surtout dans un travail
qui vous est soumis, M. le Ministre, je n'aban-
donnerai pas la méthode accoutumée dans toute
recherche de médecine pratique, persuadé
qu'elle sert ici d'indispensable auxiliaire à la
découverte de la vérité ; c'est donc avec
moins d'hésitation que j'aborde la partie tech-
nique de mon travail.

Je m'efforcerai toujours de mettre une ex-
trême sagesse dans les conclusions que j'aurai
à déduire ; évitant ces deux extrêmes également
préjudiciables à la science, de trop généraliser
d'une part, et de l'autre, de se contenter d'en-
registrer les faits sans en apprécier suffisamment
la portée et la liaison. Dans la médecine, la

théorie doit procéder, comme dans les autres sciences, et réduire en principe les résultats des faits ; elle ne demande par conséquent que l'investigation la plus scrupuleuse des phénomènes morbides qui se passent sous nos yeux, leur juste comparaison et leur logique conséquence.

Il faut sans doute, pour remplir de pareilles conditions, un zèle dévoué à la science que l'on cultive.

Les faits doivent être interprétés plutôt que découpés de mille manières différentes ; il faut tenir compte des travaux d'autrui, éviter dans les sciences pratiques de vivre à l'écart, retiré sous sa tente, éclairé par une lampe solitaire, au lieu de l'être par ces flambeaux intellectuels, qui brillent pour la société. Heureux donc, si je puis unir et rallier, par l'attraction nécessaire de l'évidence, tous les esprits raisonnables et tous les hommes probes, en effaçant parmi les médecins ophthalmologistes, tant de diversités d'opinions avec le cortége déplorable de leurs conséquences ; et ceux qui nous suivront sous de meilleures influences, seront avertis de ne pas s'en écarter, sous peine de douloureux mécomptes.

La France, il faut l'avouer, fut la première à ne pas se douter de la maladie qui envahissait ses fontières, réalisant le proverbe que l'on est jamais plus mal instruit que de ce qui se passe près de soi ; elle n'avait pris aucune mesure pour se rendre compte de l'epidémie, et aviser aux moyens prophilactiques de la prévenir.

Une maladie, quelle qu'elle soit, ne saurait être mieux étudiée que lorsqu'on a pu avant tout, en connaître le siége et la nature ; ces deux circonstances sont loin de frapper suffisamment tous les esprits, même les plus capables.

La maladie, qui m'occupe, a son siége dans l'un de nos sens, et il est également appréciable pour tous. La membrane, qui tapisse la face interne des paupières, se trouve primitivement affectée dans un ou plusieurs des élémens qui constituent cette muqueuse ; son caractère est une inflammation spécifique, à laquelle les pathologistes ont donné le nom de blépharo-conjonctivite, en y joignant une épithète qui indique sa forme ou son degré. Cet état si peu complexe n'exprime, pour ainsi dire, que le rudiment de la maladie, qui ne tarde pas à montrer d'autres phénomènes ; aussi le nom de blennorrhée oculaire lui convient-il mieux. Elle a été encore appelée Blennophthalmie des armées. C'est la seconde de ces dénominations que je conserve, comme exprimant mieux la nature de la maladie dont il s'agit, qui est caractérisée par l'injection, le ramollissement et la tuméfaction de la muqueuse palpébro-oculaire, par le développement de granulations au niveau du repli de cette membrane, au point de jonction des bords adhérens des paupières avec le globe lui-même, principalement à la paupière inférieure ; sécrétion d'un liquide séreux, qui devient ensuite mucoso-purulent, et enfin purulent.

La marche de cette inflammation spécifique est souvent si rapide, que la cornée se ramollit dans l'espace de quelques heures, se perfore et laisse évacuer les humeurs de l'œil.

D'autres fois, des ulcérations s'établissent sur la cornée, sont suivies de taies, d'albugo, de leucoma et d'autres altérations physiques incompatibles avec la vision.

Dans certains cas, ce sont aujourd'hui les plus fréquens, la muqueuse persiste injectée,

gonflée et blafarde ; les granulations continuent à faire saillie ; la sécrétion diminue de
quantité et de densité , sans redescendre à l'état
normal , la cornée présente un nébulum ; la
vue est d'autant imparfaite et, dans cet état ,
il y a toujours imminence que la maladie
passe à l'état aigu.

Toutes ces variétés s'expliquent par la différence de l'intensité de la cause , par la puissance
du foyer de la maladie et par les idyosincrasies
individuelles.

On ne peut s'empêcher de trouver dans
cette affection , l'élément inflammatoire , c'est
aussi ce qui a lieu dans une foule d'autres maladies , qui cependant, sous tout autre rapport,
n'ont aucune analogie ; et pour ne pas m'éloigner de l'organe qui m'occupe , on ne saurait
confondre les ophthalmies dartreuses, scrophu-
leuses et syphilitiques, qui toutes ont avec elles
leur part de phlegmasie.

J'ai donc à m'occuper ici d'une affection
qui tombe sous les sens , qui entraîne des lésions parfaitement appréciables, dont la marche
plus ou moins rapide, peu variable dans ses
symptômes, est toujours facilement suivie à-la-

fois sur des milliers d'individus, qui sont l'élite physique de la population, soumis à l'action des mêmes agens, exerçant la même profession et ayant donné lieu aux discussions les plus animées, par des auteurs recommandables de toute nation; cependant tous ces travaux ont laissé encore pendantes jusqu'à ce jour, les deux importantes questions de la nature et de l'Étiologie de cette maladie.

Tant de divergences d'opinions peuvent appartenir à deux camps différens, dont l'un attaque la théorie de la contagion médiate ou immédiate, et dont l'autre la défend.

Ce n'est pas une futile recherche, que celle qui a pour but de laisser la victoire à l'un ou à l'autre de ces partis; là, en effet, se trouve la source-mère de toute bonne thérapeutique dans l'espèce, en même temps qu'elle renferme les seuls moyens de prévenir cette cruelle affection.

Il est donc indispensable que j'indique sommairement les armes dont se sont servis les fauteurs de ces deux doctrines.

Ceux, qui rejettent la contagion comme cause productrice de cette épidémie, ont tour-à-tour invoqué un très grand nombre de causes

différentes ou simultanées que l'on peut ramener à des chefs principaux , que je me ferai un
devoir d'exposer dans toute leur force , sans
leur faire subir, en aucune manière, l'influence
de més opinions , me réservant de les faire
connaître , une fois celles des autres exposées.

Je commence donc par la théorie de ces
derniers , fondée sur les causes suivantes :
d'abord l'usage de la craie , sous-carbonate de
chaux, qui sert à nettoyer la buffleterie des soldats , a été considéré comme produisant
l'ophthalmie , en s'introduisant entre les paupières. On a dit la même chose de la composition vulgairement connue sous le nom de
tripoli (quartz aluminifère), que l'on emploie
pour nettoyer les boutons ou ornemens de
cuivre des uniformes; du mode de nutrition des
soldats, de l'abus des spiritueux, de la coupe
trop fréquente des cheveux et de la brusque sup-
pression de la transpiration cutanée, de l'intem-
périe de l'air et des saisons, etc., auxquelles les
militaires sont plus exposés que les autres hom
mes. Toutes ces causes ont fait considérer la ma
ladie comme étant une inflammation simplement
catarrhale. Le mode de traitement employé ,

tel que les fumigations chlorurées pour guérir
des affections psoriques, certaines dégénérescences syphilitiques, etc., la compression du
pourtour cervical, par un col dur et le collet de
l'habit agrafé verticalement, la compression
du front par le shako résistant et lourd,
exerçant une constriction circulaire sur la tête,
qui gêne le retour du sang par les veines jugu-
laires, produisent une congestion sanguine dans
les vaisseaux capillaires de la conjonctive, et
prédisposent ainsi cette membrane à contracter
l'inflammation par le plus léger élément d'ir-
ritation : à ce premier état congestionnaire, se
joint bientôt la perte de mobilité des enve-
loppes de l'œil par la violente distension que
les vaisseaux ont éprouvée, suite d'une congestion réitérée ; de là viendrait la virulence
et l'opiniâtreté de l'ophthalmie.

Cette dernière cause, la compression, acquiert un nouveau degré de force, lorsqu'on
réfléchit que l'ophthalmie n'affecte généralement qu'une seule classe de la société, soumise
tout entière aux mêmes modificateurs hygiéniques.

A l'appui de ce système, de fort bonnes raisons furent déduites avec habileté par les médecins *compressionistes,* au nombre desquels je citerai principalement les docteurs Venze-vendonk, Van-Mons, Seutin, Decourtray, les frères Lutens, etc., enfin, M. Vleminckx, inspecteur du service de santé de l'armée belge et plusieurs autres médecins.

On ajoutait encore, que l'ophthalmie sévissait plus spécialement dans les régimens d'infanterie, tandis que les autres armes en étaient pour ainsi dire exemptes; les premiers sont accablés sous un poids de au moins soixante-et-dix livres, le shako et l'habillement étant plus vicieux que dans les autres corps; ils sont en outre exposés davantage à l'encombrement et à l'influence des autres causes accidentelles de phlogose oculaire.

Le système des *compressionistes* déduit avec autant de zèle que d'habileté, eut dans le principe le plus grand nombre de partisans, et obtint l'assentiment du gouvernement pour faire exécuter toutes les réformes qui en étaient la conséquence. Son crédit fut donc immense et ses résultats , comme je le dirai , furent des plus bornés.

Dans un Mémoire adressé au Ministre de la guerre , M. Vleminckx est allé jusqu'à citer l'exemple des chevaux de traits qui perdent plus souvent la vue que ceux employés à d'autres services ; il ajoutait encore que les chiens à l'attache forçant incessamment sur leurs colliers, n'ont jamais les yeux sains, et perdent la vue de bonne heure.

C'est après la fatigue des exercices , après des marches forcées , en supportant tout le poids de leur équipement ; c'est après la garde descendante , après une nuit passée sur le lit de camp, que le plus grand nombre d'ophthalmies se déclarent ; ce qui rendrait compte en même temps de la fréquence plus grande de la maladie parmi les soldats fantassins , ordinairement moins robustes que ceux des autres armes.

Enfin , l'on ajoutait que la compression du cou et de la zone de la tête produisait non-seulement l'ophthalmie , par le ralentissement de la circulation encéphalique , mais plus encore parce qu'elle occasionait des lésions du système nerveux ganglionnaire. La circulation capillaire est en effet tout entière sous l'influence nerveuse de la vie végétative ; la compression des plexus cervicaux, des rameaux voisins du nerf grand sympathique, conséquence immédiate de l'étroitesse des cols d'uniforme, du poids des havresacs et de tout ce qui gêne dans sa tenue le soldat belge. Ces causes irritantes des communications nerveuses doivent se propager jusqu'à la périphérie de ces nerfs.

On ne saurait encore méconnaître l'influence fâcheuse de la compression sur le système lymphatique de la région cervicale ; des injections remarquables, pratiquées par Fohlmann, exposées au cabinet d'Anatomie de Liége, prouvent que la membrane muqueuse de l'œil est des plus riches en vaisseaux lymphatiques ; d'autre part, des préparations anatomiques des plus délicates, prouvent qu'elle est dépourvue d'épithélium, et que les rameaux nerveux du plexus carotidien accompagnent partout l'artère ophthalmique, en lui formant un plexus continu.

Le ganglion ophthalmique, comme tous les

autres ganglions, peut avoir une action pure-
ment automatique, et être provoqué par le
nerf grand sympathique, par la voie du rameau
qui fournit le plexus carotidien. C'est par cette
voie, peut-être, que les irritations de la muqueuse gastro-intestinale peuvent se transmettre
à l'organe de la vision, et plus spécialement à
l'iris. De là, des ophthalmies sympathiques.

Enfin, au nombre des causes productrices,
ou plutôt prédisposantes de l'ophtalmie, sont
venues se ranger les influences morales tristes,
auxquelles les soldats sont subitement exposés, arrachés du sein de leurs familles et de
leurs affections, dès l'âge de dix-huit ans,
époque, a-t-on dit, pendant laquelle ces
hommes sont encore trop jeunes et trop peu
vigoureux, principalement en Belgique; tandis
qu'en France et dans les pays méridionaux,
où le développement de l'homme est plus
hâtif, le caractère plus gai, les levées militaires ne se font qu'à l'âge de vingt ans. La nostalgie s'empare plus souvent des jeunes soldats
belges. Les yeux, qui expriment toujours les pas-
sions de l'ame, sont d'abord tristes et abattus,
et se trouvent dans des conditions de vitalité

qui doivent moins résister à l'influence des autres causes secondaires de l'ophthalmie, et lui permettent ainsi de sévir sur de grandes masses.

L'encombrement des militaires dans des casernes mal-assises, dans des lieux humides; avec des chambres peu élevées et mal-ventilées, dans des bâtimens qui n'avaient pas eu primitivement cette destination, et qui, pour la plupart, sont d'anciens couvens abandonnés, se rangent encore parmi les causes occasionelles de l'ophthalmie.

Ici peut se terminer toute la longue nomenclature des agens auxquels on aurait tenté, à diverses reprises, en Belgique (depuis 1814), de rattacher l'épidémie régnante. Le talent, la persévérance, n'ont pas manqué aux nombreux partisans de ces systêmes; mais il faut le dire, chaque jour ils perdent de plus en plus de leurs défenseurs, parmi ceux qui n'ont pas cessé d'avoir le triste privilége d'observer sans relâche l'ophthalmie.

L'administration civile et militaire n'a jamais reculé devant tous les moyens proposés jusqu'à ce jour par tous les non-contagionistes, et cependant, leur impuissance à détruire la ma-

ladie, par les mesures basées sur cette théorie,
a été et est encore des plus manifestes ; c'est
qu'il est un autre élément plus radical dans ses
effets, plus insaisissable dans sa nature, et
que des demi-moyens ne sauraient jamais con-
jurer.

L'existence de ce principe, si obscur dans
son essence, si positif dans ses résultats, sera
complétement démontrée, si je viens à prouver
dans l'intérêt de l'humanité et de la science,
que tous ces systèmes, que toutes ces théories,
n'ont qu'une valeur relative ; que toutes ces
causes n'ont qu'une action prédisposante, favorable souvent, mais rarement indispensable
au développement de l'ophthalmie des armées;
si je parviens, dis-je, à une pareille démonstration, il me sera permis de croire que le principe
de la contagion médiate et immédiate surgira
seul avec évidence, après avoir subi si longtemps, et tant de fois, les alternatives de rejet
et d'adhésion *.

* En rapportant les opinions des auteurs, je n'ai pas
cherché, comme on le voit, à les affaiblir, j'ai ajouté
encore à leur force ; mais il est évident qu'ils n'ont fait
qu'obéir à la mobilité des idées dominantes à différentes
époques, malgré que chacun affectât la prétention de

J'ai voulu, jusqu'à présent, ne présenter aucune objection aux adversaires de la contagion, et laisser intact le faisceau de leurs raisonnemens, dans la crainte de nuire à la valeur de l'ensemble de leurs systèmes ; maintenant est venu le moment de les discuter et de faire ressortir tout ce qu'il peut y avoir de supposé, de contradictoire, d'erronné, dans les faits qu'ils ont avancés, et dans les conséquences qu'ils en ont déduites :

1° L'usage du carbonate de chaux, non plus que celui du tripoli, pour nettoyer la buffleterie des soldats, n'est point employé par tous les régimens d'infanterie de l'armée belge ; plusieurs d'entre eux portent des buffleteries en cuir noir verni ; par exemple, le 2e régiment de chasseurs à pied, qui n'a jamais eu besoin d'employer ces substances, au mois de septembre dernier, en garnison à Malines, avait dans ses rangs un dixième d'ophthalmiques, au rapport de son chirurgien-major, M. le docteur de Condé, homme zélé et instruit ; on ne sau-

ne s'autoriser que des faits, sans s'apercevoir qu'au lieu de les laisser parler seuls, il les interprétait au contraire dans le sens unique et restreint de ses convictions.

rait donc ici attribuer l'ophthalmie à l'interposition de molécules de carbonate de chaux ou de tripoli entre les surfaces muqueuses palpébro-oculaires. Bien plus, les régimens autrichiens, pour la plupart habillés de drap blanc, et qui font un grand usage de la craie, comme j'ai pu le voir récemment dans les garnisons de Francfort et de Mayence, etc., sont cependant sans ophthalmie. Dans quelques régimens, l'usage de ces substances pulvérulentes, craie et tripoli, fut sévèrement prohibé; entre autres, dans deux régimens prussiens, on les remplaça par la décoction de son et par le vinaigre, et l'ophthalmie contagieuse n'en parcourut pas moins sa marche.

2° On a parlé de la nourriture du soldat, et de l'abus qu'il faisait des boissons spiritueuses; des changemens, des essais ont été répétés au sujet de la nourriture; une surveillance s'est étendue sur l'usage et jusques sur la privation des spiritueux, et il ne s'en est suivi aucune modification notable, soit pour prévenir, soit pour diminuer l'ophthalmie régnante; en outre, cette maladie sévissait d'une manière plus cruelle et plus instantanée sur les jeunes sol-

dats, fraîchement arrivés et non encore soumis à la vie militaire, et ce sont toujours de
préférence ceux-là qui en sont atteints.

3° La coupe trop fréquente des cheveux, les
transpirations cutanées brusquement suppri-
mées, les fatigues auxquelles expose la condition du soldat, perdent toute leur importance
à l'égard de la maladie qui m'occupe; toutes
ces circonstances sont en effet les mêmes, à
peu de chose près, pour tous les régimens,
non-seulement de la Belgique, mais encore
pour ceux des autres nations; et cependant
l'épidémie est liimtée à certains régimens, même
en Belgique, et ce n'est que de temps à autre,
à des époques fort éloignées depuis 1800, [*]

[*] Il est un fait très remarquable et que je suis bien
forcé de rappeler; c'est, qu'avant l'expédition française
et anglaise, en Egypte, au commencement de ce siècle, on n'avait jamais observé dans les armées euro-
péennes une ophthalmie comparable à la nôtre; cependant,
dans tous les temps, dans toutes les contrées de cette
portion du globe, sous l'influence de toutes les saisons
et de tous les climats, on livra des batailles qui entraî-
nèrent à leur suite un grand nombre de maladies de
nature différente, ainsi qu'on l'observe de nos jours;
mais, je le répète, c'est depuis la campagne de Napoléon, en Orient, que l'on vit des régimens entiers de

qu'elle a sévi sur des régimens anglais, français, italiens, hanovriens, prussiens, autrichiens et maltais, etc. Je répéterai ici ce
que j'ai dit précédemment, que de jeunes miliciens, qui n'avaient encore fait aucun exercice, qui n'avaient pris part à aucune fatigue,
une fois casernés, avaient dès les premiers
jours, et quelquefois dans les vingt-quatre

l'armée anglaise et prussienne, désolés par l'ophthalmie dite d'Egypte. Les bords du Nil alimentent toujours le foyer de cette épidémie. Hérodote rapporte
que Cyrus envoya en Egypte une députation pour obtenir du roi Damasias un oculiste habile ; l'existence de
ces praticiens en Egypte prouvait la fréquence des maladies des yeux. Xénophon, dans sa relation de la fameuse
retraite des dix mille, décrit une ophthalmie qui frappa
sur l'arrière-garde qu'il commandait en personne, et qui
était composée de la réserve et des soldats à la pesante
armure ; tandis que l'avant-garde, qui avait à sa tête
Chyrisophe, et qui était formée des hommes de traits et des
vélites, ne fut pas atteinte de l'ophthalmie, et les soldats les plus robustes furent forcés de se détacher pour
aller chercher les malades, après une halte de séjour
que Xénophon fut contraint de prendre pour arrêter le
désastre. Pendant ce temps, il cantonna ses troupes
et les dispersa dans les villages des environs. Xénophon
et le jeune Cyrus, en suivant l'exemple de son père
lorsqu'il alla faire la conquête de l'Egypte, n'avait pas
négligé de donner à son armée d'excellens médecins ve-
nus de la Grèce. (Voir la *Cyropédie*, par Xénophon).

heures, ressenti les atteintes de l'ophthalmie, dès qu'ils avaient été mis en contact avec ceux qui en étaient atteints.

4° M. Jüngken, professeur d'ophthalmologie à Berlin, appelé en Belgique, en 1834, n'a pas hésité d'avancer que, « le soldat belge » apprend plus difficilement l'exercice, qu'il » se livre à la boisson avec excès ; qu'une » bonne surveillance médicale et militaire » n'est point exercée dans les casernes non » chauffées en hiver ; que la malpropreté, en » général, et en particulier de la peau, se re- » marque chez eux. »

Si je ne voyais là que la civilité d'un Prussien, je me dispenserais de la relever ; mais la propreté proverbiale de la Belgique et de la Hollande, donne un complet et mérité démenti à de pareilles accusations, qui, dans aucun cas, ne peuvent être portées contre toute une armée. Quant à l'intelligence du soldat belge, elle est au moins au niveau de l'intelligence du soldat prussien.

Un des plus infatigables et des plus consciencieux ophthalmologues, M. le docteur Florent Cunier, médecin militaire, aujourd'hui en garnison à Marienbourg , dont les savantes recherches ont le plus contribué à éclairer le monde médical sur le fléau qui afflige son pays, ne fit pas longtemps attendre une réponse à d'aussi pénibles assertions que celles qu'avait émises M. Jüngken, « Où, dit-il, ce professeur » étranger a-t-il pu se convaincre de la véracité » de ses assertions? Où a-t-il pu apprendre » que la police militaire et médicale n'était pas » convenablement exercée dans nos caser- » nes?.... Un étranger porte ici à la face de » toute l'Allemagne qui a lu son écrit, une » accusation gratuite contre nos chefs de corps, » contre notre médecine militaire ; nous serions » curieux d'apprendre de M. Jüngken , le nu- » méro du régiment dans lequel il a remarqué » que l'on ne se conforme pas à ce que prescrit » le réglement sur le casernement?..... Le » professeur de Berlin a visité nos casernes » au mois d'avril, c'est-à-dire, à une époque » où la température permet d'enlever les poëles, » et il nous apprend qu'un défaut grave, c'est » qu'en hiver nos casernes ne sont pas chauf- » fées. »

« Nous jouons de malheur en vérité ! les

» Parisiens nous traitent de moitié singes et
» moitié bedouins, et voilà nos soldats com-
» parés à des Paria par un Berlinois ! »

Cependant, le même professeur, après avoir
un instant cédé à une boutade germanique,
n'en juge pas moins sainement l'ophthalmie,
lorsqu'il dit, en parlant des causes principales
de cette maladie redoutable, qu'elles sont :

Les refroidissemens subits.

Le transport immédiat d'un individu à un
autre du liquide sécrété par les yeux.

Le transport médiat du miasme au moyen
de l'air atmosphérique.

Il admet donc explicitement, la contagion
et l'infection.

La débilité, la faiblesse des soldats belges,
ne sauraient faire une sérieuse objection lorsqu'on a eu l'occasion, comme il me l'a été
donné, d'examiner les troupes de la plupart
des autres peuples de l'Europe, qui presque
toutes offrent un choix moins généralement
beau, et moins richement entretenu que celui
de la Belgique.

La supposition, que la nostalgie et les
influences morales tristes puissent assiéger

la nation belge, est dénuée de toute vérité :
le soldat belge n'est jamais éloigné que de
quelques lieues de son village ; il vit toujours
au milieu de ses compatriotes ; la nostalgie
n'atteint presque jamais les habitans des plaines :
les montagnards de la Suisse, de la Savoie,
de l'Ecosse, seuls y sont exposés, lorsqu'ils
sont, pour la première fois, enlevés à leurs
chalets, au magnifique et imposant spectacle
que nous présentent toujours les montagnes.

7° Quant au traitement puisé dans les substances ou des vapeurs plus ou moins irritantes
et dirigées contre des affections psoriques ou
contre certaines dégénérescences syphilitiques,
on ne peut raisonnablement leur attribuer aucune influence sur la maladie qui m'occupe;
c'est une simple idée *à priori* qui a pu leur
faire jouer un rôle qu'aucune observation
n'est venue soutenir; d'ailleurs, dans les hôpitaux consacrés au traitement des maladies
syphilitiques et cutanées de toute espèce ,
quels que soient les traitemens employés, et
leur nombre en est très grand, on ne voit jamais régner épidémiquement les maladies des
yeux.

4

8° Les actions et les réactions sympathiques morales ou physiques ne servent pas davantage, comme raisons productrices de l'épidémie, d'autant moins qu'elles se comportent ici comme la plupart des autres maladies qui frappent sur les grandes réunions d'hommes, c'est-à-dire, que l'ophthalmie des armées se ralentit manifestement aussitôt l'apparition des autres affections graves, ainsi qu'on a pu le voir sur les militaires campés le long de la rive gauche de l'Escaut et dans les polders, et qui furent affectés de fièvres intermittentes si communes dans ces parages.

9° La quantité très considérable de vaisseaux lymphatiques qui entrent dans la composition de la muqueuse oculaire privée d'épiderme et que les anatomistes rapprochent pour cela de la texture des séreuses, militerait en faveur de l'absorption, qui s'opérerait sur des miasmes ambians, et par conséquent serait favorable à la théorie de la contagion, malgré que l'on ait tenté une autre explication.

La membrane qui tapisse le globe oculaire extérieurement, considérée par tous les anatomistes comme la continuation de la muqueuse palpébrale , n'est cependant très probablement qu'une membrane de la nature des séreuses.

10° Maintenant j'arrive à la question la plus sérieuse et la plus longuement débattue jusqu'à ces derniers temps , à celle qui voulait faire naître l'ophthalmie de la forme défavorable , nuisible des vêtemens, en un mot de la compression et du poids porté sur la tête , sur le cou et sur les épaules.

On avait cherché à établir une comparaison entre les uniformes français et les uniformes belges ; on soutenait que tout l'avantage appartenait aux premiers ; on oubliait ainsi, qu'avant la révolution de 1830, le poids du schako du fantassin français était, pour tous les régimens, d'un tiers plus lourd que celui du fantassin belge , parce qu'il était en cuir de vache recouvert de drap noir ; le collet de l'habit était agrafé très juste et contenait dans son épaisseur une lanière de cuir , qui, tout en empêchant le col de se plisser , maintenait le soldat dans une raideur tellement forte , que, chaque fois qu'il voulait baisser la tête , il était obligé de ployer le corps ; et il y n'y eut pas d'ophthalmie en France parmi les troupes.

S'il fallait rechercher dans les vices de l'u-
niforme les causes de l'ophthalmie, comment se
ferait-il que certains régimens en soient complètement exempts, quoique vêtus de la même
manière ?

J'ai déjà dit dans un autre passage de ce rapport que les nouveaux arrivés, qui n'avaient
par conséquent pas encore supporté les effets
de la compression, étaient constamment des
premiers affligés.

Les essais les plus nombreux furent répétés
de tous côtés en Belgique, pour soustraire les
soldats à l'influence de la compression, pour
diminuer les fatigues de tous genres : les ma-
nœuvres se firent sans havresac, en bonnet de
police; les gardes furent montées sans cet atti-
rail rendu nécessaire aux soldats de tous les
pays; on poussa la précaution jusqu'à faire enlever les cols, les cravates aux soldats, une
fois rentrés aux corps-de-garde; la coupe des
habits fut mieux pratiquée; la partie antérieure
du collet fut échancrée en triangle, dont la
base correspondait au menton; tous ces essais, et beaucoup d'autres mesures hygiéniques non moins rationnelles, furent exécutés

dans tous les corps avec la plus parfaite con-
cordance et sans la plus légère infraction. Les
conclusions que toutes ces améliorations ame-
nèrent furent un ralentissement dans l'intensité des symptômes, dans la rapidité de leur
marche, mais elles prouvèrent en même temps
leur insuffisance pour éteindre le fléau, don-
nant ainsi le démenti le plus formel aux assertions toutes hypothétiques des partisans de la
compression.

Le système de la compression reste encore
inhabile à expliquer la plus grande fréquence
de l'ophthalmie dans les régimens d'infanterie,
tandis que la cavalerie, les corps d'élite, ainsi
que les officiers de toutes armes, en étaient
très rarement atteints ; quelques auteurs avaient
même prétendu, mais à tort, qu'ils en étaient
totalement exempts. Contre leurs assertions,
je puis citer cet exemple du troisième régiment des hulans prussiens, dont les hommes
et un très grand nombre de chevaux furent
également surpris par l'ophthalmie. En thèse
générale, je suis fondé à répondre que les
causes prédisposantes sont, pour ainsi dire,
nulles pour tous ceux qui sont placés dans l'une

des catégories précédentes , et l'influence épidémique ne les saisit jamais au milieu d'un encombrement aussi fréquent et aussi grand que
celui auquel sont journellement exposés les
simples soldats de la ligne.

11° L'origine de cette blénophthalmie donne
encore lieu chaque jour, inutilement sans doute ,
à de nombreux débats ; d'accord avec tous les
auteurs qui l'ont étudiée avec soin , je penche
à croire qu'elle a été importée d'Égypte par
l'armée française et anglaise. Le professeur
Kluyskins publia , en mil huit cent dix-neuf ,
une dissertation très remarquable sur l'ophthalmie contagieuse , qui régnait déjà dans
quelques bataillons de l'armée des Pays-Bas :

« A ma connaissance , dit-il , il ne s'est
» jamais présenté d'ophthalmie spécifique ou
» contagieuse dans les casernes de Gand ,
» avant qu'on formât ici , en 1814 , le sep-
» tième bataillon de ligne. Plusieurs an-
» ciens militaires, qui constituent le noyau
» de ce bataillon , avaient eu dans l'armée
» française l'inflammation contagieuse des
» yeux ; quelques-uns même en étaient sen-
» siblement affectés ; ce qui eut pour résultat ,

» que l'ophthalmie se communiqua bientôt à
» un grand nombre de soldats, et que jusques
» aujourd'hui cette contagion a constamment
» accompagné le bataillon, tant dans l'armée
» que dans les diverses garnisons qu'il a occu-
» pées depuis. »

M. Sommé, d'Anvers, M. Chélius d'Hei-
delberg, et quelques autres ophthalmologues
de l'Angleterre et de l'Italie, m'ont tous dit
qu'ils partageaient cette conviction.

La connaissance de l'origine de cette maladie est sans doute d'un intérêt très grand sous
le rapport de la science, mais bien secondaire
sous le rapport pratique.

Des recherches historiques profondes ont
pu démontrer que le principe contagieux n'a
pas toujours tiré son origine de l'Égypte; mais
que sous l'influence des mêmes causes qui la
rendent endémique dans ce pays, cette maladie a pu et peut être encore déterminée en
Europe.

Pour se faire une juste idée de sa marche
et de ses symptômes, il faut faire rentrer plusieurs variétés de nuances dans l'une de ces catégories, qui, sans trop généraliser, les renfer-

mera toutes. Ainsi, l'on pourra distinguer des
ophthalmies purulentes et non purulentes ; ces
dernières seront indolentes, chroniques ou aiguës. C'est à cette dernière classe qu'appartiennent les granulations, ainsi appelées par Jün-
ken qui a le mieux précisé leur siége, et a le plus
spécialement fixé l'attention sur l'importance
de leur diagnostic ; elles ne sont autres que les
papilles muqueuses qui ont acquis un développement exagéré ; elles peuvent être le résultat de l'ophthalmie à l'état chronique ou
débuter primitivement sous cette forme ; dans
les deux cas, il peut arriver que le malade
ignore complètement leur existence. Pour l'observateur attentif, la paupière inférieure est
gonflée à l'extérieur ; quelques arborisations
vasculaires rampent de la sclérotique à la
cornée ; la conjonctive palpébrale est ordinairement tuméfiée, veloutée, d'un rouge
uniforme ; la conjonctive qui appartient à la
paupière inférieure est plus relâchée ; vers le
pli semi-lunaire, elle forme un bourrelet sur
lequel se trouvent disposées, quelquefois avec
régularité, des saillies vésiculaires, molles,
spongieuses, tantôt circulaires, tantôt éparses ;

mais c'est surtout à la paupière supérieure
qu'elles affectent cette dernière forme, et c'est
presque toujours en arrière du cartilage tarse
qu'elles ont leur siége. Dans cet état, les
mouvemens du globe oculaire ne sont pas toujours faciles ; ils provoquent la sensation d'un
grain de sable, qui roulerait entre le globe et
la paupière ; de là, douleur et photophobie
légères, mais jamais pendant cette période
sécrétion mucoso-purulente.

Mais bientôt la conjonctive granuleuse purulente acquiert d'autres symptômes généraux
et locaux ; il y a sensibilité et douleur à la
lumière ; la conjonctive est fortement bour-
souflée ; les vésicules acuminées font saillie sur
la sclérotique et plus encore au niveau de la
réunion de cette dernière avec la cornée. La
surface interne des paupières est d'un rouge
très vif, parsemé de granulations très rapprochées ; la muqueuse est partout épaissie ; un
pannus vasculaire s'organise souvent alors.
Entre les lames superficielles de la cornée, se
dépose une couche albumineuse ; la pression
exercée sur la face externe de la base des paupières fait suinter un liquide mucoso-purulent.

. La blennorrhée purulente aiguë ou l'ophthalmo-blennorrhée proprement dite, n'est que
l'exagération des deux degrés précédens. A cet
état, la maladie est toujours accompagnée de
symptômes généraux ; les paupières tuméfiées
sont de couleur rouge-violacée ; on suit sur la
peau le trajet des vaisseaux devenus variqueux ;
un pus abondant s'écoule des paupières ; en les
écartant un peu, il vient inonder les joues qu'il
irrite jusqu'à l'excoriation ; une tache pulpeuse,
blanchâtre, se montre au niveau de la cornée
qui est ramollie en ce point, tantôt par ulcération, tantôt par une véritable mortification,
suite de l'étranglement que lui ont fait éprou-
ver les membranes de l'œil tuméfié ; les humeurs de l'intérieur de l'œil, précédées de
l'humeur aqueuse et de la hernie de l'iris, ne
tardent pas à s'évacuer, et la cécité devient
complète.

Il est une espèce de blennorrhée ophthalmique qui est commune et très longtemps rebelle,
et qui consiste dans les granulations avec sé-
crétions mucoso-séreuses, mais qui passe
rarement à une autre forme.

La marche de toutes ces espèces de blen-

norrhées ophthalmiques n'offre aucune régularité et ses périodes se parcourent quelquefois
en si peu de temps qu'elles se confondent pour
ainsi dire. Toutefois, on peut affirmer que la
contagion ne se manifeste jamais instantané-
ment d'une manière rigoureuse, mais elle est
toujours précédée de granulations à l'état la-
tent. C'est là qu'il faut chercher le germe de
l'infection que l'on ne trouvera qu'en apportant
la plus scrupuleuse attention.

Je ne pense pas que l'on puisse confondre
l'ophthalmie contagieuse avec l'ophthalmie suite
de blennorrhagie urétrale : les circonstances
commémoratives et concomitantes écarteront
l'erreur. Un chémosis très prononcé est un des
symptômes fréquens de l'ophthalmie blennorrhagique par métastase ou par inoculation ; les
observations que j'ai publiées sur cette dernière
maladie, dans le compte-rendu de la clinique
ophthalmologique de l'Hôtel-Dieu et de l'hôpital
de la Pitié pour les années 1834, 1835, 1836
et 1837, présenté au Conseil-général de l'administration des hôpitaux (in-8° broch. Paris,
1837), viennent à l'appui de ce diagnostic
différentiel. Bien plus, si la blennorrhagie uré-

trale produisait l'ophthalmie militaire, comment cette dernière pourrait-elle sévir sur un huitième des hommes dans quelques régimens, lorsque tous sont soumis à de fréquentes visites sanitaires ?

12° C'est avec l'ophthalmie catarrhale, qui règne tantôt sporadiquement, tantôt épidémiquement, et qui donne lieu à un écoulement muqueux de la face interne des paupières; que l'on a cherché à établir une identité de symptômes et de nature avec l'ophthalmie des armées.

Voici les principaux caractères qui empêcheront toujours de confondre ces deux maladies; l'ophthalmie catarrhale comme toutes les affections de cette nature qui portent sur les muqueuses, reconnaissent pour causes les variations de température et principalement le froid humide; les lieux où cette température est plus constante, les approches de l'hiver, le printemps, sont les saisons où l'on voit régner le plus grand nombre d'affections catarrhales; une température uniforme et élevée est favorable à la guérison de ces maladies, qui atteignent plus spécialement les femmes, les enfans, les vieillards, les individus cacochymes; et lorsque cette maladie se présente, elle marche sous la forme d'*influenza;* elle s'étend avec rapidité dans une province tout entière, mais aussi elle cède en peu de temps.

L'ophthalmie catarrhale, comme la blennorrhée contagieuse, laisse voir les papilles muqueuses oculaires développées; aussi n'est-ce point là que l'on doit prendre un signe pathognomonique de ces deux affections. Il est d'autres différences essentielles, malgré certaines communautés de symptômes.

L'ophthalmie des armées fait plus de ravages pendant les saisons chaudes que pendant les saisons froides et humides; le froid et un air vif renouvelé lui sont favorables (c'est le contraire pour les affections catarrhales); les adultes et l'âge viril en sont ordinairement les seules victimes; elle les accompagne en tous lieux, en toutes circonstances, malgré l'opportunité des moyens; elle résiste, en Belgique, depuis plus de vingt-trois ans, et rien ne fait présager spontanément sa cessation prochaine; elle ne porte son action que sur la muqueuse d'un seul organe, tandis que les affections catarrhales alternent souvent d'une membrane muqueuse à une autre. Les différens degrés, les différentes périodes de l'ophthalmie catarrhale, peuvent toujours être jusqu'à un certain point suivis et étudiés ; il n'en est pas ainsi de l'ophthalmie contagieuse, dont la période d'incubation est souvent ignorée du malade lui-même, et par conséquent du médecin, s'il ne fait une sérieuse investigation de l'organe soupçonné envahi par l'infection ; rien de semblable ne se présente dans l'ophthalmie catarrhale, qui toujours fait sentir manifestement ses prodromes.

J'aborde enfin la grande et éternelle question de la nature de l'ophthalmie militaire ; ici se trouve le *Nescio quid* dans son essence, mais non dans ses effets. Cette épidémie est contagieuse par l'inoculation, par le transport immédiat, au moyen de linges, des doigts, ou de fluides imprégnés de la sécrétion, provenant des surfaces affectées de cette espèce de maladie, qui se communique, en outre, par le contact d'un air vicié par les miasmes dus à l'évaporisation du liquide sécreté dans la même maladie.

Plusieurs soldats couchent dans une chambre close, non ventilée : un seul, la veille, était atteint de l'affection à un degré sub-aigu, et le lendemain, les deux tiers ont déjà contracté la maladie; un tiers est resté sain, manquant de prédispositions suffisantes.

M. le docteur Fallot, entr'autres faits intéressans, dont il a enrichi cette branche des sciences médicales par son rare talent d'observation, raconte que le 25 janvier 1834, il n'y avait pas une seule blépharophthalmie dans la garnison de Namur. Ce même jour, deux entrèrent à l'hôpital; et depuis lors le nombre a sans cesse augmenté. On avait usé de toutes les précautions pour prévenir la contagion immédiate, car on ne mettait pas en doute son action ; cependant, deux infirmiers furent atteints, et tous deux perdirent un œil.

Au mois de mars de la même année, le septième régiment de lanciers, en garnison à Malines, fournit à l'hôpital plusieurs ophthalmistes, tandis que les escadrons en cantonnement en étaient exempts.

La maladie ne se contente pas de faire des victimes dans les rangs de l'armée : elle frappe

encore sur ceux qui lui sont étrangers, lorsque la contagion vient les rencontrer au milieu
de circonstances favorables à son développement. M. le docteur Ansroul a communiqué
les faits suivans à la Commission médicale du
Brabant, le 12 décembre 1825.

» « Leroi (Pierre-Joseph), milicien de la com-
» mune de Limale, attaché au premier batail-
» lon, est entré chez ses parens au mois de mars
» 1824, sortant, sans être guéri, de l'hôpital
» militaire de Bruxelles, où il avait été traité
» de l'ophthalmie. Martin-Joseph Leroi, son
» père, n'avait jamais éprouvé, non plus que
» sa nombreuse famille, de maladies d'yeux. Il
» fut atteint quelques jours après l'arrivée de
» son fils d'une violente inflammation de la
» conjonctive, laquelle l'a retenu six mois
» chez lui, sans pouvoir vaquer à ses affaires.
» Marie-Thérèse Autifenne, son épouse, a
» gagné peu après avec son mari la même ma-
» ladie. Malgré les plus scrupuleuses précau-
» tions prises, Jean, Baptiste, Constant,
» Charles, Théophile Lambertini et Marie-
» Thérèse Leroi, tous frères et sœurs du
» milicien, et habitant la même maison que

» lui, ont également contracté la même affec-
» tion. »

« Vandermoose (Charles), milicien de la
» commune de Limale, attaché au troisième
» bataillon, était atteint de l'ophthalmie,
» sortant de l'hôpital militaire de Bruxelles ;
» quand il retourna chez lui, au mois de
» septembre 1824, immédiatement après
» son arrivée, sa sœur a été attaquée d'une
» vive inflammation de l'œil, dont le traite-
» ment a été très long. »

« Delabit ( Jean - Joseph ), milicien de
» Beirge, près de Wavres, est sorti, au
» mois de septembre 1823, de l'hôpital mi-
» litaire de Bruxelles où il avait été traité
» de l'ophthalmie ; à son retour chez lui, il
» n'était pas guéri ; quelques jours après,
» Anne-Marie Natte, sa mère, gagna la
» même maladie, qui lui fit garder la cham-
» bre pendant six semaines. André et Marie-
» Thérèse Delabit, frère et sœur du milicien,
» ont aussi été atteints de cette ophthalmie,
» qui a été très rebelle, surtout chez la der-
» nière, qui perdit la vue de l'œil gauche par
» l'épanchement d'une lymphe opaque entre

5

» les lames de la cornée transparente. Le père
» et la fille aînée, qui habitaient la même
» maison, en ont été préservés. »

« 4<sup>e</sup> Delabit (Jean-Lambert), milicien de
» Wavre, attaché au 4<sup>e</sup> bataillon, et revenu
» en permission au mois d'août 1825, atteint
» de l'ophthalmie ; Jean-Baptiste Delabit, son
» père, jusqu'alors exempt de maladie d'yeux,
» ainsi que Marie-Françoise Pellepin, son
» épouse, Antoine, Jean-Joseph, Claire,
» Marie et Marie-Thérèse Delabit, tous frè-
» res et sœurs du militaire, ont contracté
» l'ophthalmie. »

« Il résulte des observations qui précè-
» dent, ajoute ce médecin, que l'inflamma-
» tion oculaire, connue sous le nom d'oph-
» thalmie de l'armée des Pays-Bas, peut se
» communiquer d'un homme malade à un
» homme sain, pourvu qu'il soit dans des
» conditions qui le rendent apte à la recevoir ;
» elle est donc contagieuse. »

13° C'est à dessein que j'ai choisi des preuves de contagion recueillies à dix années de
distance par des hommes des mieux placés
pour bien observer. D'abord, en 1824, dans

un moment où l'idée de contagion ne comptait que fort peu de partisans ; en 1834, où déjà cette doctrine, par la force nécessaire des choses, avait dû rallier un très grand nombre de ses adversaires, qui se trouvèrent de plus en plus contraints de se rendre à l'évidence des faits publiés jusqu'en 1838, où l'on rencontre à peine quelques praticiens observateurs chez lesquels la conversion ne se soit pas opérée. Il est impossible aujourd'hui de soutenir ce qui fut avancé au début de l'épidémie, lorsqu'elle n'avait encore sévi que dans les régimens d'infanterie, épargnant à la fois les autres armes et tout le reste de la population. Malheureusement, les exemples contraires se sont multipliés depuis cette époque. Le nombre est aujourd'hui très grand des habitans des villes et des campagnes, appartenant surtout à la classe indigente, qui ont reçu l'épidémie développée dans toute sa rigueur et jusqu'à la cécité, par suite du contact avec des soldats infectés et renvoyés dans leurs foyers, soit en congé temporaire, soit en congé définitif. Si la maladie ne se propage que rarement dans le civil, c'est que l'infection par

individu isolé est de force insuffisante; le
foyer est alors trop petit et manque d'éner-
gie d'irradiation.

Dans un autre endroit de ce rapport, j'ai
expliqué les causes qui rendaient l'épidémie
moins active dans la cavalerie que dans les
autres corps, dont les hommes sont toujours
suffisamment espacés.

14° Des expériences directes sont venues
corroborer tout récemment les preuves malheureusement trop nombreuses en faveur de
la contagion, soit par l'inoculation sur des
hommes soit par l'inoculation sur des ani-
maux. M. de Condé a toujours obtenu par
l'inoculation sur des chiens, une maladie
identique à celle des hommes, sur lesquels
il avait recueilli le produit de la sécrétion.
Il va même plus loin: pour lui, ce liquide
pathogénique est visqueux, transparent dans
le principe, il est renfermé dans des vésicules
disséminées sur la surface muqueuse, principalement dans les replis les plus profonds; et
moi-même, aidé d'une loupe, j'ai pu distinguer plusieurs de ces vésicules d'où la pression
faisait suinter un liquide séreux qui se régéné-

rait rapidement. M. de Condé m'a dit avoir fait
les mêmes expériences, qui ne sont toutefois
possibles que pendant une période très fugitive
et au début de la maladie ; ces vésicules, qu'il
faut bien distinguer des granulations, n'agis-
sent plus alors comme corps étrangers seulement, mais par leur spécificité elle-même.

15° Je n'ai pas hésité d'aborder de front
toutes les difficultés, toutes les objections dé-
favorables à la doctrine de la contagion dont
je suis le partisan ; je ne puis donc omettre
de rappeler les expériences de Mackezy et de
ses partisans, expériences qui ont été répétées
à Liége, et qui ont eu pour but de prouver l'in-
nocuité de la matière de la sécrétion purulente
ophthalmique transportée sur la muqueuse
oculaire et sur la cornée transparente de chiens
et de chats, soit même sur les yeux de quelques hommes qui se seraient prêtés à d'aussi
courageuses expériences ; à ceux qui opposent
de tels faits par analogie, lorsque les preuves
n'ont pas une authenticité suffisante, je dois
les révoquer en doute, comme il arrive pour
tous les faits qui sortent des cas ordinaires,
pour se mettre en contradiction avec des ex-

périences nombreuses confirmées par tous les autres ; puisque l'inoculation de ce virus ophthalmique, pratiquée sur des yeux de chats, de chiens et de cochons d'Inde, a constamment donné lieu à la suppuration et à la destruction de ces organes. M. le chevalier de Kirkoff a inoculé le pus ophthalmique sur une cornée opaque humaine, et cette dernière est entrée en suppuration. Ainsi donc, des inoculations que les partisans de la non contagion objectent n'avaient pas donné de résultat, il est bien légitime d'en trouver la cause dans le choix qu'ils auront fait involontairement d'un pus qui aurait appartenu à toute autre ophthalmie qu'à celle des armées, ou encore ils auraient employé un pus provenant d'une période qui n'est pas susceptible de transmettre la maladie par inoculation ; en un mot, c'est une fausse inoculation qu'ils auraient pratiquée.

16° Serait-ce ici le cas d'émettre une hypothèse que quelques naturalistes semblent caresser avec prédilection ? Je veux parler des animalcules qu'ils espèrent rencontrer dans les maladies contagieuses, regardant tous les virus comme des êtres animés, qui émigrent d'un corps sur un autre pour servir ainsi à la propagation de ces sortes de maladies ; on voit de prime abord que, si quelques fondemens étaient donnés à ce système, la thérapeutique prendrait une autre direction et mettrait en usage des substances insecticides. Pendant mes conférences avec les médecins belges, je leur ai témoigné le désir que j'aurais de les voir poursuivre quelques expériences, en soumettant aux analyses microscopiques et chimiques tous les produits de l'ophthalmie, qu'ils sont destinés à étudier peut-être plusieurs années encore.

Depuis longtemps, il n'existait plus de doute sur la propagation de l'ophthalmie militaire par contact immédiat et médiat, que l'on tardait encore à se convaincre de la réalité de l'infection par l'air, servant de véhicule à la sécrétion purulente ainsi transportée sur les yeux, d'autres individus jusque là parfaitement sains. Ces organes, par leur position périphérique, sont nécessairement plus en contact avec l'air ambiant. Aussi l'encombrement et la concentration des hommes dans un local étroit et peu ventilé, ont-ils été démontrés comme une des causes les plus efficaces de l'épidémie. L'on sait déjà que c'est presque constamment le matin, en se réveillant, au sortir de la chambre ou à la garde descendante que les soldats accusent ordinairement l'invasion de l'ophthalmie. Dans le principe, les hôpitaux, qui devaient être des lieux de salut, contribuèrent davantage à propager l'épidémie : des individus qui s'y trouvaient traités pour une affection étrangère à l'œil, ne tardèrent pas à être affectés. La même chose s'observait pour ceux qui arrivaient à l'hôpital avec une ophthalmie légère ; elle prenait rapidement un caractère des plus graves. Les choses se passèrent ainsi pendant plusieurs années ; et ce fut à tel point que les soldats redoutaient d'entrer à l'hôpital, et qu'ils dissimulaient avec habileté les premiers symptômes de l'ophthalmie.

Cette dernière circonstance vient s'ajouter encore à toutes celles que j'ai révélées pour expliquer la moindre fréquence de cette maladie, en dehors des régimens de ligne. Les fantassins sont, en effet, les seuls qui souffrent de l'encombrement dans les casernes et les corps-de-garde.

Si on me demandait qui a pu voir, toucher,
saisir ce virus, ne serais-je pas autorisé à de-
mander à mon tour, si l'on connaît la forme
physique, la composition chimique du virus de
la vaccine, de la rougeole, de la syphilis, etc.?
Les effets seuls de ces causes constantes de
maladies sont évidens pour nous; et, quand
ils sont bien appréciés, ils suffisent pour guider
dans la pratique.

Je pourrais porter plus loin l'analogie, et
je trouverais en 1838 beaucoup moins d'adversaires que quelques années auparavant, si
j'avançais qu'un très grand nombre des affections des muqueuses, telles que la dyssenterie,
la bronchite, la coqueluche·sont infectieuses.

Je bornerai là tout ce que j'avais à dire
sur la nature d'une infection qui laisse tous
les jours moins de doute; je le répète maintenant, la blennhorrée ophthalmique des
armées est contagieuse et miasmatique, lorsqu'elle envahit un pays favorable à sa propagation, et qu'elle rencontre et frappe des
individus qui entretiennent dans leur sein,
les causes prédisposantes au développement
de ce principe pathogénique.

Aujourd'hui, de retour à Paris, loin du
foyer de l'infection, je pourrais me dispenser
d'aborder le traitement curatif de cette maladie et me contenter d'indiquer les moyens
prophylactiques capables d'empêcher la propagation de la maladie au-delà de ses limites
actuelles; j'aurais, en agissant ainsi, Monsieur
le Ministre, rempli une mission entreprise et
terminée sous vos auspices, et exécutée à
mes frais; cependant, je croirais laisser
trop d'imperfections dans ce travail, qui
en renfermera déjà un très grand nombre
d'inévitables, si je ne disais avec brièveté quels
sont les moyens de traitement d'une efficacité
plus généralement reconnue et dont j'ai pu
moi-même constater les bons effets entre les
mains des praticiens nombreux et expérimentés
que possèdent aujourd'hui la Belgique, l'Allemagne, l'Angleterre et l'Italie; je ne puis
ajouter la France, qui n'a fondé aucune chaire,
aucun hôpital, spécialement consacrés à l'étude
et au traitement des maladies des yeux (*). Sans

(*) M. le professeur Sanson est le premier en France
qui ait ouvert une chaire de clinique sur les maladies

doute, les hommes d'*omni-science* vont s'écrier qu'ils possèdent à eux seuls des connaissances, dont une suffirait pour absorber une vie moins gaspillée que la leur par les ambitieuses exigences du lucre et de ce qu'ils appellent les honneurs. La pratique des spécialités est rendue inévitable, aujourd'hui, par l'immense étendue de toutes les connaissances humaines. Mais en médecine où tout se tient et s'enchaîne d'une manière si intime, la spécialité d'une de ces branches ne peut être que pratique et rend plus obligatoire encore, s'il est possible, l'étude approfondie de l'ensemble de la science. C'est à cette condition seulement qu'il est honorable pour un médecin instruit de s'adonner davantage à telle ou telle branche de notre art; il n'est, en effet, pas un seul de nous, dont les recherches n'aient été portées de préférence vers un but déterminé; et c'est presque à notre insu, et sans nous en douter, que, dès notre entrée dans la carrière médicale, une impulsion spé-

---

des yeux, et je m'honore d'avoir été pendant quatre ans son chef de clinique à l'Hôtel-Dieu et à l'Hôpital de la Pitié.

ciale s'imprime à toutes nos études, et plus
encore par goût que par circonstance. N'est-il
pas incontestable que c'est à des hommes spé-
ciaux que l'on doit tous les meilleurs traités
sur les maladies des femmes, des enfans, sur
les maladies vénériennes, les maladies cutanées et mentales, sur la médecine légale, etc.?
A mesure qu'on pénètre dans les spécialités,
dit M. Petrequin, chirurgien en chef de l'Hôtel-
Dieu de Lyon, on devient plus positif et plus
serré; on est limité par la nature du sujet où
l'on s'engage; on s'écarte moins de la chose
elle-même, par cela seul qu'un fait isolé en-
gendre moins d'idées générales; et je le répète
encore, l'étude de l'ophthalmologie ne permet
de négliger aucune de toutes les connaissances
médicales théoriques et pratiques par son en-
chaînement avec elles, sous peine de fréquentes
et funestes erreurs.

Il serait aujourd'hui sans utilité d'insister
longuement sur tous les détails du traitement
curatif, chaque jour expérimenté et assis dès
lors sur des bases plus positives : les principales indications n'offrant aucune donnée nou-
velle applicable à plusieurs périodes de la

maladie; dans ce cas, les moyens ordinaires méthodiquement combinés sont les seuls auxquels ont ait recours.

Il me suffira donc d'exposer ici le mode de traitement propre aux granulations et certains procédés opératoires. Les papilles développées sur la muqueuse de la paupière supérieure, quoiqu'en petit nombre et moins volumineuses, gènent davantage les mouvemens de ce voile membraneux, et rendent leur présence plus douloureuse que celles qui existent à la paupière inférieure, où elles sont plus tuméfiées et en plus grand nombre.

Quand les granulations n'ont qu'un petit volume, qu'elles sont molles et vésiculeuses, la cautérisation avec le sulfate de cuivre taillé en cône est préférable à celle que l'on exécute communément en se servant du crayon de nitrate d'argent, qui a le désavantage d'irriter au-delà des limites voulues, en laissant détacher trop de molécules, et produisant ainsi une surface sèche et livide.

Quand les granulations sont dures, résistantes, ainsi qu'on le remarque dans l'état chronique, ou encore lorsqu'elles siégent sur

le tarse , il faut en pratiquer l'excision super-
ficielle. C'est cependant contre ces espèces de
granulations et contre certains boursouflemens
indolens de la muqueuse, que j'ai vu réussir la
cautérisation par l'acide hydrochlorique.

L'exubérance de la muqueuse palpébrale
formant des replis, doit être scarifiée, mais
mieux encore excisée , en n'enlevant que le
bord du repli, sans tirailler la muqueuse; pour
cela , il ne faut pas faire usage de pinces, mais
seulement de ciseaux minces , courbés sur le
plat ; les lames seront écartées dans l'étendue
de 7 millimètres ; on appuie l'une d'elles sur le
cartilage tarse ; de cette manière, on n'enlève
de la muqueuse que les parties qui doivent leurs
saillies à la maladie, et la cicatrice reste sans dif-
formité ; l'intervalle du repli peut être cautérisé,
car il n'a pas été atteint par les ciseaux.

On ne doit cautériser que lorsqu'on est par-
venu à dominer toutes les complications, telles
que l'inflammation de la sclérotique et de la
choroïde , etc.

A son tour, l'excision ne doit être employée
qu'après avoir fait céder l'inflammation sub-
aiguë; autrement les exubérances de la mu-

queuse se montreraient de nouveau ; c'est ce
qui se passe lorsque l'engorgement est demi
actif ; c'est ce défaut de distinction , qui donne
lieu à tant de demi-succès , par la pratique de
l'excision , et qui force d'y revenir très souvent
sur le même malade.

Ce procédé d'excision dans les ophthalmies
les plus aiguës peut agir avec un grand avantage
en dégorgeant rapidement les tissus, en préve-
nant le ramollissement de la cornée. M. Hairion , professeur d'hygiène et de clinique oph-
thalmalogique à l'université catholique de
Louvain , a pratiqué plus de quatre mille cau-
térisations , sans avoir à se repentir des suites
d'une seule d'entre elles. Le procédé que j'ai
vu exécuter pour l'excision et que je viens
de décrire, le met constamment à l'abri d'une
trop grande destruction de la muqueuse qui
ne se régénère pas; il évite les cicatrices dif-
formes, les brides qui limitent et gênent le
mouvement des paupières sur le globe oculaire, en laissant sur les parties latérales des
enfoncemens en godets , réceptacles forcés des
produits de la sécrétion, et quelquefois des
granulations persistantes.

Quand on est assez heureux pour bien combiner l'excision et la cautérisation, en même temps que l'on exécute, dès le principe, les autres indications thérapeutiques et hygiéniques, on peut, après quatorze jours, ramener l'organe à l'état sain; dans les autres cas, le laps de plusieurs mois devient toujours indispensable, et l'on ne peut jamais répondre que l'on n'aura pas à combattre des récidives; c'est là un des plus graves inconvéniens inhérens à l'ophthalmie endémique devenue rebelle (*).

(*) Si j'avais à décrire un procédé, j'exposerais entre autres celui qui consiste à cautériser toujours avec l'assistance d'au moins un aide, qui renverse complètement la paupière supérieure soutenue au moyen d'un stilet placé horizontalement, en même temps que l'on protége le globe oculaire par une plaque métallique. Aussitôt on injecte sur les surfaces cautérisées de l'huile fine, et l'on fait d'abondantes lotions avec un collyre de sulfate de morphine et d'acétate de plomb, suspendus dans de l'eau de pluie. Ce procédé avantageux je l'ai vu exécuter par M. le docteur Fierens de Biervelde.

Je ne puis m'empêcher de faire remarquer que l'un des argumens dont on se sert pour mettre en doute le succès d'une méthode, quand ces succès sont extraordinaires, c'est que la même manière d'opérer n'a point eu les mêmes avantages entre les mains d'autres praticiens très recommandables. Il est cependant bien facile

Les saignées sont bien rarement utiles dans le traitement de cette ophthalmie spécifique ; elles ne modifient que très peu la marche de la maladie et n'en changent pas la nature.

Les purgatifs seront toujours prudemment administrés ; ils ont le grave inconvénient, quand ils échouent, de réagir sympathiquement sur l'organe malade.

La dissémination au loin des ophthalmistes, le bivouac en rase campagne dans la direction d'un air sec et frais, sont la ressource la plus sûre pour arrêter la propagation de la maladie; et c'est aussi celle que l'on a employée avec le succès le plus rapide et le plus constant. Je choisis un seul exemple au milieu d'un grand nombre. Le docteur Lepage raconte que le

---

d'expliquer cette différence. La pratique de quelques hommes offre certaines particularités qui exercent une grande influence sur les résultats auxquels ils arrivent. On ne peut imiter la dextérité, la légèreté, la précision des mouvemens d'un petit nombre de personnes, par la raison toute simple que tout médecin ne peut avoir l'occasion de répéter aussi souvent la même opération et de s'identifier pour ainsi dire avec elle. Ensuite il faut ajouter la connaissance mieux acquise de toutes les particularités qui se rattachent à chaque cas individuel.

6

quatrième régiment d'infanterie partit de Louvain le 5 mai, à dix heures du matin, pour se rendre au camp de Diest, où il arriva extrêmement
fatigué vers les quatre heures de l'après-midi.

Les soldats furent logés dans des baraques
proportionnellement trop petites. Dès le lendemain, l'ophthalmie se déclara avec la plus
grande violence, devint purulente et revêtit
tous les caractères de l'ophthalmie dite d'E-
gypte; elle se propagea avec une telle rapidité
que, dans l'espace de quatre à cinq jours, cinq
à six cents hommes en furent atteints. Que fit
M. le docteur Lepage pour arrêter les progrès
de ce terrible fléau? Il demanda et obtint la dissémination de la troupe; les hommes les plus
malades furent évaqués sur l'hôpital de Diest,
et ceux qui l'étaient moins furent réunis au
camp dans une infirmerie; les baraques furent
aérées; l'on ôta de chacune d'elles quelques
planches; à l'hôpital, les lits furent espacés;
et quel fut le résultat de cette habile et sou-
daine détermination? La maladie fut enrayée
dans sa marche; peu de cas nouveaux se pré-
sentèrent; les malades traités dans les canton-
nemens guérirent plus tôt que ceux réunis dans

l'infirmerie, parce que, dit M. Lepage, ces derniers étaient plongés dans un foyer d'infection.

Pendant le mois de février 1833, le 4ᵉ régiment de ligne, qui se trouvait en cantonnement dans la Campine, n'avait eu que 19 ophthalmistes ; il arriva à Louvain au commencement du mois suivant ; il y fut caserné dans des bâtimens vastes, *mais dont les chambres sont peu élevées*, assez bien éclairées et où les militaires étaient convenablement espacés. Dans ces lieux inhabités depuis un certain temps, les murs n'avaient pas été reblanchis, et les litteries n'en avaient pas été renouvelées. Bientôt, l'ophthalmie recommença à régner parmi les soldats de ce corps, mais elle était légère ; et comme diverses affections catarrhales, angines, bronchites, etc., provenant des variations brusques de température, affligeaient en même temps la troupe, l'on considéra l'ophthalmie comme catarrhale, et toutes ces affections furent attribuées aux courans d'air, les fenêtres restant souvent ouvertes ; elles furent donc tenues fermées, mais l'ophthalmie continue ses progrès, en augmentant insensiblement de fréquence et d'intensité.

Pendant le mois de mars, le nombre des ophthalmistes fut de soixante-et-onze ; et il s'éleva, en avril, à cent quatre-vingt-dix-neuf.

En mai, ce quatrième régiment part pour le camp de Diest construit en planches et où l'air des baraques était toujours vicié, et il compte dans ce mois cinq cent soixante-cinq ophthalmistes.

Dès l'arrivée au camp, la maladie sévit avec violence sur les soldats de ce régiment ; elle devint purulente, contagieuse et revêtit tous les caractères que l'on assigne à l'ophthalmie purulente, dite d'Égypte. Les progrès en étaient réellement effrayans. La première compagnie du troisième bataillon, forte d'environ cent soixante hommes, n'en comptait plus que quarante sous les armes ; son plus haut degré de violence s'est fait sentir vers le commencement de juin, sous l'influence des vents sud-ouest, passant subitement par fois au nord, avec une température constamment chaude et sèche.

Ces détails ont été recueillis jour par jour, par M. le docteur Florent-Cunier, chirurgien du régiment, qui a dressé les tableaux statistiques les plus complets, en y faisant entrer,

avec une patience infinie , toutes les circonstances susceptibles d'éclairer toutes les
questions qui se rattachent à cette maladie.
C'est ainsi qu'il a tenu compte de l'âge , de la
vaccination , de la couleur des cheveux et des
yeux , des métiers ou professions exercés avant
d'entrer dans la carrière militaire , des habitu-
des de fumer , de priser , de chiquer ; de l'usage
et de l'abus des boissons alcooliques , etc.,
de la durée de l'ophthalmie et du nombre de ses récidives ; et le résultat de toutes
ces recherches statistiques , sans recourir à
aucune autre preuve , démontre encore que
l'ophthalmie de l'armée belge est contagieuse
et miasmatique.

Quelque fussent , en effet , les circonstances
individuelles énumérées dans ces statistiques ,
publiées dans le cahier de novembre 1838,
de l'*Encyclographie des sciences médicales* ,
elles n'étaient qu'accessoires pour provoquer
ou retarder le développement de l'épidémie.

J'arrive tout naturellement au traitement
prophylactique de la blennorrhée ophthalmique des armées : un *consensus* très grand
existe à cet égard entre tous les médecins , qui

demandent à l'unanimité l'anéantissement des causes prédisposantes et des causes efficientes : en première ligne, il faut placer l'éloignement absolu, intégral des rangs de l'armée, de tout individu infecté, quelle que soit l'époque récente ou non de l'invasion de la maladie, quelle que soit la légèreté du symptôme, fût-il même à l'état de prodrome? Une visite renouvelée deux fois dans un jour par des médecins experts, constaterait l'état sanitaire de tous les hommes de chaque compagnie; ceux qu'on éloignerait, seraient rangés en deux catégories, les uns considérés en état de suspicion, et les autres comme réellement infectés; et de là, ils seraient dirigés sur des dépôts qui réuniraient toutes les conditions hygiéniques, en rapport avec chacune de ces catégories, c'est-à-dire, qu'ils ne pourraient communiquer entr'eux. Ils ne sortiraient de ces dépôts, dont au moins un, serait établi dans chaque province (*); ils ne sortiraient, dis-je, de ces dépôts que pour passer encore pendant

(*) Il y a peu de temps qu'il existait trois dépôts d'ophthalmistes; le premier, au camp de Beverloo; le deu-

un certain temps dans des compagnies d'attente,
préposées elles-mêmes à la garde des citadelles
et des places fortes; et ce n'est qu'après ce
triple contrôle que ces hommes pourraient être
enfin réintégrés dans leurs corps respectifs.

Que l'on n'objecte pas à d'aussi sages, à
d'aussi rigoureuses, mais à d'aussi efficaces
mesures, la perturbation que ces changemens
apporteraient dans les cadres de l'armée, à
l'aggravation qu'ils feraient peser sur le budget
de l'État; mais n'est-il pas déjà suffisamment
grevé par les pensions de réforme, qu'il est
obligé de payer à des militaires devenus
aveugles et dont les bras restent inutiles pour
l'agriculture. Les charges de l'Etat ne sont-
elles pas aussi augmentées par le séjour per-
manent, dans les hôpitaux, depuis 1843, d'un
nombre immense de soldats, dont le service
serait sous les drapeaux. Le prix de la journée
d'un homme à l'hôpital est au moins des deux
tiers plus élevé que le prix de la journée passée au régiment.

xième, à Namur; le troisième, à Ypres, dans les Flan-
dres. Depuis quelques mois, les deux premiers ont été
réunis à celui d'Ypres.

Toutes les mesures que je propose, exé-
cutées rigoureusement et sans délai, m'auto-
risent à croire, à la cessation complète de l'épidémie dans l'espace d'une année à dix-huit
mois, c'est-à-dire, dans la durée de temps nécessaire à la guérison de ceux qui, dès ce jour,
seraient soumis à toutes les mesures qui pré-
cèdent.

La blennorrhée ophthalmique persiste en
effet en Belgique, par cela seul qu'elle y existe;
elle s'alimente dans son propre foyer. Il est
donc logiquement permis de croire qu'en l'étei-
gnant tout entier et tout-à-coup, on verra cette
épidémie abandonner ces riches et industrieuses contrées; et je fais des vœux pour que ce
terrible fléau ne vienne pas apporter la déso-
lation sur la France, épargnée jusqu'à présent
par un de ces hasards heureux, que la science
ne saurait expliquer et encore moins produire.

L'humanité me fait un devoir, M. le Ministre, de ne rappeler, que pour le blâmer, le
conseil qui a été donné au gouvernement belge,
de renvoyer dans leurs foyers, par des congés
temporaires ou définitifs, les malheureux soldats atteints de la contagion, car on aurait eu

pour résultat de disséminer dans les villes et dans les campagnes cette funeste maladie.

Pour rassembler les matériaux nécessaires au rapport, que j'ai l'honneur de vous soumettre, M. le Ministre, j'ai dû n'épargner ni la peine, ni le temps, et ne rien négliger de ce qui pouvait m'aider à résoudre une question scientifique aussi importante que difficile, et servir à éclairer les gouvernemens sur les mesures à prendre dans l'intérêt des peuples, qu'ils sont appelés à protéger.

J'ai l'honneur d'être avec le plus profond respect,

Monsieur le Ministre,

Votre très humble et très obéissant serviteur,

L.-B. CAFFE.

Paris, 15 janvier 1839.

ACADÉMIE ROYALE DE MÉDECINE.

———

# RAPPORT

## SUR UN MÉMOIRE DE M. LE DOCTEUR CAFFE,

### RELATIF A

# L'OPHTHALMIE

#### RÉGNANTE

# EN BELGIQUE;

PAR MM. SANSON, RENOULT, GERARDIN ET BOUVIER.

*Lu et adopté dans la séance du 26 novembre 1839.*

(Extrait du tome IV du Bulletin de l'Académie royale de médecine.)

# MÉMOIRE

# SUR L'OPHTHALMIE

## RÉGNANTE

## EN BELGIQUE.

———◆◆◆———

« MESSIEURS, vous nous avez chargés, MM. Sanson, Renoult, Gérardin et Bouvier, de vous rendre compte d'un rapport *sur l'ophthalmie de l'armée belge*, adressé par M. Caffe, ancien chef de la clinique ophthalmique de l'Hôtel-Dieu de Paris, à M. le Ministre du commerce, qui a envoyé ce travail à votre examen.

» M. Caffe s'est rendu, en 1838, d'après une lettre de M. le Ministre du commerce, en Belgique, en Hollande et en Prusse ; il a visité à ses frais toutes les villes où se trouvaient des garnisons, des hôpitaux, des campemens ou des dépôts militaires, afin de recueillir des documens de toute espèce sur l'ophthalmie belge. Aidé du concours obligeant des médecins de ces contrées, réunissant en un faisceau les lumières que pouvaient lui fournir leurs observations, les travaux déjà publiés et les faits intéressans qu'il avait sous les yeux, M. Caffe a pu arriver, comme nous le verrons, à des résultats tout-à-fait positifs sur divers points relatifs à l'ophthalmie des armées (*).

» Cette maladie s'est montrée en 1814; mais c'est surtout depuis 1830, après les mou-

(*) Dans une lettre lue à l'Académie par M. le secrétaire perpétuel, séance du 28 mai 1839, M. le ministre de l'agriculture, du commerce et des travaux publics, écrivait : « Comme l'épidémie dont il est ici question » paraît s'attacher particulièrement aux corps armés, » mon prédécesseur avait cru devoir envoyer au ministre de la guerre le travail de M. Caffe, pensant » qu'on y trouverait des indications utiles pour préser- » ver nos troupes des atteintes d'une maladie qui a fait » et fait encore chaque jour beaucoup de ravages dans » l'armée belge : » et c'est alors que le conseil supérieur des armées, consulté par M. le ministre de la guerre sur le rapport de M. Caffe, s'est exprimé en ces termes : « Le travail rédigé par M. Caffe est plein d'intérêt; il prouve dans son auteur les connaissances les plus étendues, et mérite de fixer l'attention de l'autorité. Toutefois, il règne encore sur la nature de la maladie des dissentimens à l'égard de la contagion. C'est pourquoi le conseil de santé, tout en reconnaissant la bonté de l'ouvrage, et le recommandant à l'autorité

vemens de troupes qui suivirent la dernière révolution, qu'elle a sévi avec une grande intensité, au point d'atteindre un huitième des soldats et dans quelques régimens la moitié. Elle a frappé plus de cent mille individus depuis son invasion, et elle a privé de la vue un nombre considérable de militaires restés à la charge de l'État.

» Le gouvernement belge, pour combattre ce fléau, nomma une commission permanente, composée de professeurs et de praticiens nationaux, et fit, en outre, venir à ses frais des médecins ophthalmologistes de Vienne et de

comme digne d'encouragement, pense qu'il pourrait être renvoyé par M. le ministre du commerce et des travaux publics à l'Académie royale de médecine, comme au corps savant le plus compétent, pour en apprécier le mérite.

Signé : Pasquier père, baron Larrey, Gasc, Moizin, Faucher.

« C'est pour déférer à cet avis du conseil de santé que j'ai l'honneur de renvoyer à l'Académie le travail de M. Caffe, en vous priant, M. le secrétaire perpétuel, de me faire connaître le jugement que cette société savante en aura porté. »

Le ministre Cunin-Gridaine.

Berlin. Mais, malgré ses efforts et ceux des médecins distingués qu'il appelait à son aide, le mal ne fut point détruit, et l'on comptait encore, en 1838, 5,000 ophthalmiques environ dans une armée de 50,000 hommes. Un grand nombre de soldats étaient devenus aveugles, et rien n'annonçait la cessation prochaine de l'épidémie. Assurément une maladie aussi grave, aussi étendue, aussi rapprochée de nous, était de nature à éveiller l'attention de notre gouvernement, et l'on a lieu de s'étonner qu'aucune mesure n'eût encore été prise pour l'étudier sur les lieux et pour rechercher les moyens d'en arrêter la marche, si elle venait à franchir nos frontières.

» L'ophthalmie de l'armée belge, que M. Caffe nomme, avec les médecins belges, *blennorrhée oculaire*, *ophthalmo-blennorrhée*, *blennophthalmie*, est spécialement caractérisée par l'injection, le ramollissement, le gonflement de la muqueuse palpébro-oculaire, par le développement de granulations rouges sur les replis de cette membrane et la sécrétion d'un liquide d'abord séreux, puis mucoso-purulent, et enfin purulent.

» On peut distinguer dans cette affection, avec M. Caffe, trois variétés principales, qui en sont autant de degrés ou de périodes, quand elles se succèdent chez le même individu.

» Dans une première nuance, la paupière inférieure est gonflée ; quelques arborisations vasculaires rampent de la sclérotique à la cornée. La conjonctive palpébrale, tuméfiée, veloutée, d'un rouge uniforme, présente vers son repli semi-lunaire, un bourrelet sur lequel s'élèvent des saillies vésiculaires, molles, spongieuses, fréquemment circulaires à la paupière inférieure, plus souvent éparses à la paupière supérieure : ce sont les granulations ; symptômes dont le professeur Junken a le premier fait voir l'importance, et qu'on attribue au développement exagéré des papilles ou villosités que quelques personnes admettent dans la muqueuse oculaire. A ce degré, la conjonctive granuleuse cause peu de douleur et donne lieu seulement à une légère photophobie et à la sensation d'un grain de sable qui roulerait sous les paupières dans les mouvemens de l'œil. Il n'y a pas encore sécrétion mucoso-purulente.

» Dans une forme plus intense, la conjonc-

tive est partout épaissie et fortement boursouf-
flée ; des vésicules acuminées se voient sur la
sclérotique , mais surtout vis-à-vis le point
d'union de cette membrane avec la cornée ; la
surface interne des paupières est d'un rouge
vif et couverte de granulations très rapprochées.
Il se forme souvent alors un pannus vasculaire.
Une couche albumineuse se dépose entre les
lames superficielles de la cornée , et un liquide
mucoso-purulent s'amasse sous les paupières ,
d'où il s'échappe par la pression exercée sur
leur face externe.

» Il n'y a qu'un pas de là, au degré le plus
élevé de l'ophthalmo-blennorrhée. Dans cet
état sur-aigu , les paupières tuméfiées offrent
une couleur rouge violacée ; on suit sur la peau
le trajet des vaisseaux devenus variqueux ; un
pus abondant s'écoule des paupières ; quand on
les écarte , il inonde les joues, qui en sont ex-
coriées. Une tache pulpeuse, blanchâtre , se
montre alors sur la cornée ramollie, qui se
perfore dans ce point , soit par ulcération , soit
par une véritable gangrène ; les humeurs de
l'œil s'écoulent , et la cécité devient complète.

» D'autres fois l'ulcération n'atteint qu'une

partie de l'épaisseur de la cornée , amenant à sa suite une simple opacité , également incompatible avec la vision.

» Dans d'autres cas, qui aujourd'hui paraissent les plus communs , l'ophthalmie est chronique dès le début ou après une période aiguë plus ou moins courte. La conjonctive reste injectée , gonflée, blafarde ; les granulations persistent , avec une sécrétion moins abondante et mucoso-séreuse ; la cornée se couvre d'un nuage qui trouble la vision. Cet état peut se prolonger fort longtemps ; il expose sans cesse le malade au développement de l'état aigu.

» M. Caffe distingue avec soin l'ophthalmie des armées des autres formes de cette affection qui lui sont le plus analogues, telles que l'ophthalmie blennorrhagique , l'ophthalmie catarrhale , sporadique ou épidémique, l'ophthalmie puriforme des enfans, qui peut aussi affecter les adultes, et qui se rapproche alors beaucoup de l'ophthalmie militaire. La présence des granulations , sous forme chronique ou latente, avant l'explosion de l'état aigu , lui fournit un des phénomènes les plus caractéristiques

de l'ophthalmie belge, bien qu'il reconnaisse
que ce symptôme n'appartient pas exclusivement à cette dernière, et qu'il l'ait même vu
manquer, avec M. Hairion, de Louvain, dans
des cas qui débutaient par l'état aigu.

» L'importante recherche de l'étiologie et
du mode d'extension de cette cruelle affection
a donné lieu, depuis vingt-cinq ans, à des discussions animées et à une foule d'écrits, la plupart inconnus en France. M. Caffe discute avec
détail toutes les opinions émises à ce sujet, et,
tout en se déclarant en faveur des contagio-
nistes, il présente, sans les affaiblir, les argumens du parti contraire, et les combat par
des faits.

» C'est ainsi qu'il fait voir qu'on ne peut attribuer l'ophthalmie belge à l'introduction entre les paupières de la craie qui sert à entretenir les buffleteries des soldats, ou du tripoli
employé dans le nettoyage des boutons et des
ornemens de cuivre des uniformes, puisque
des régimens qui ne se servent pas de ces substances n'en ont pas moins été en proie à l'épidémie, et qu'au contraire l'ophthalmie ne s'est
pas montrée parmi d'autres troupes européen-

nes qui font un grand usage des mêmes ma
tières.

» M. Caffe démontre également que cette
maladie n'est point due au régime alimentaire
du soldat, à l'abus des boissons spiritueuses,
à la coupe trop fréquente des cheveux, aux
fatigues, aux suppressions brusques de la
transpiration cutanée, aux affections morales
tristes, telles que la nostalgie, aux fumigations
chlorurées, employées dans le traitement de la
gale ou de la syphilis, à l'insalubrité des casernes, à leur mauvaise tenue, admise, à ce qu'il
paraît, un peu légèrement par M. Junken.

» M. Caffe réfute, en particulier, le système des compressionistes, qui a longtemps
joui d'une grande faveur, quoique battu en
brèche par plusieurs écrivains, parmi lesquels
nous citerons MM. Fallot et Varlez, Marius,
Fl. Cunier, qui ont opposé d'excellens argumens à M. Vleminckx, inspecteur-général du
service de santé et chaud partisan de ce système.

Dans ce système, c'est la compression du
cou par un col dur et par le collet de l'habit,
celle du front par un schako résistant et lourd,

qui, en gênant la circulation veineuse, prédisposent la conjonctive à s'affecter par les
irritations les plus légères, et qui, en conséquence, doivent être considérées comme les
premières causes de l'ophthalmie militaire. On
explique ainsi pourquoi l'ophthalmie sévit plus
spécialement dans les régimens d'infanterie,
d'ailleurs plus exposés à l'encombrement dans
les casernes et autres causes accidentelles de
phlegmasie oculaire ; pourquoi le plus grand
nombre d'ophthalmies se déclarent-elles après
la fatigue des exercices ou des marches forcées, après la garde descendante et une nuit
passée sur le lit de camp.

» Mais l'uniforme français, avant 1830,
n'exerçait pas moins de compression sur la tête
et le cou, et pourtant il n'a point produit d'ophthalmie épidémique parmi nos troupes. En
Belgique même, certains régimens en ont été
complètement exempts, quoique vêtus de
même que les autres. Les jeunes miliciens,
qui n'ont pas encore ressenti les effets de la
compression, sont souvent atteints dès les premiers jours de leur arrivée dans les corps où
règne l'ophthalmie. Enfin, et cet argument

dispense de tout autre, de nombreuses tenta-
tives pour éteindre le fléau, au moyen d'une
réforme complète dans l'habillement du soldat, n'ont pas répondu aux espérances qu'en
avaient conçues les partisans de ce système. La
maladie a malheureusement continué en dépit
de leurs prévisions.

» Une seule considération doit faire rejeter
toutes les explications exclusivement fondées
sur la position spéciale du soldat sous le point
de vue hygiénique ; c'est que, bien que cette
position soit à peu de chose près la même dans
toutes les armées d'Europe, l'épidémie reste
pourtant limitée à certains corps, même en
Belgique, et n'a paru qu'à de longs intervalles
dans les régimens anglais, français, italiens,
hanovriens, prussiens, autrichiens et maltais.
Les circonstances qui tiennent à la condition du
soldat ne font donc que favoriser l'action d'une
cause plus puissante et moins saisissable, qu'il
faut chercher ailleurs. Cette cause, M. Caffe
croit la trouver dans la propriété contagieuse
de la maladie, susceptible de se communiquer,
soit par l'inoculation directe, par le transport
sur l'œil sain de la matière sécrétée par l'œil

malade, au moyen des doigts, des linges, des fluides imprégnés de cette matière, soit par contagion médiate ou infection de l'air chargé des miasmes produits par l'évaporation du liquide sécrété dans cette affection.

» La transmission de l'ophthalmie belge par le contact immédiat du produit de la sécrétion de l'œil, est aujourd'hui reconnue de ceux-là même qui ne lui accordent qu'un rôle secondaire dans la production ou dans l'extension de l'épidémie. Si l'on pouvait encore douter de ce fait, on serait convaincu par les preuves que M. Caffe en a fournies.

» Non-seulement on a réussi à inoculer l'ophthalmie sur des chiens, des chats et des cochons d'Inde; mais le même résultat a été obtenu chez l'homme, soit qu'on eût choisi une cornée opaque pour y déposer le liquide virulent, soit qu'une foi trop robuste dans la non-contagion eût fait soumettre des yeux sains à la même expérience. M. de Condé croit même avoir découvert un liquide virulent spécial, contenu dans des vésicules que M. Caffe a pu aussi distinguer à la loupe, et d'où il a pu faire suinter un liquide séreux.

» Les exemples d'inoculation accidentelle fourmillent, pour ainsi dire, dans les écrits des médecins belges. Nous en citerons quelques-uns pris au hasard.

... » M. Fallot raconte que, le 25 janvier 1834, il n'y avait pas une seule blépharophthalmie dans la garnison de Namur. Ce même jour, deux entrèrent à l'hôpital, et dès ce moment, le mal se répandit de plus en plus. Deux infirmiers furent atteints, et tous deux perdirent un œil.

» M. le docteur Ausroul a communiqué, en 1835, à la commission médicale du Brabant quatre faits de ce genre ; en voici la substance :

» Leroi, milicien, rentre dans ses foyers en mars 1824, sortant de l'hôpital militaire de Bruxelles avec une ophthalmie. Son père, qui jusque-là n'avait point éprouvé de maladie des yeux, est atteint, quelques jours après son arrivée, d'une violente conjonctivite. Sa femme et leurs cinq enfans, frères et sœurs du milicien, contractent successivement la même affection.

» Vandermoose, autre milicien atteint

d'ophthalmie, retourne chez lui en septembre 1824, sortant du même hôpital, immédiate-après son arrivée, sa sœur est attaquée d'une inflammation vive de l'œil.

» Joseph Delabit revient dans sa famille en 1823, portant une ophthalmie. Sa mère, son frère et une de ses sœurs sont atteints peu après d'ophthalmies graves. Le père et la fille aînée furent seuls préservés.

» En 1835, Lambert Delabit, atteint d'une ophthalmie, revient en permission chez ses parens. La même affection se déclare chez son père, sa mère et ses cinq frères et sœurs, jusque-là exempts de maux d'yeux.

» Un travail récent de M. Hairion, professeur à l'Université de Louvain, contient le fait suivant :

» Un soldat, ayant l'ophthalmie militaire, retourne dans ses foyers ; deux membres de sa famille deviennent aveugles et trois bor-gnes par suite de la contagion. Dix ans après, ce militaire vient se faire traiter à l'Institut ophthalmiatrique de Mons. M. le docteur François, ayant porté aux yeux par mégarde, après l'avoir examiné, ses doigts imprégnés d'une très petite quantité de pus, fut pris d'une ophthalmie qui dura près de six mois. Un infirmier, n'ayant point suivi le conseil qui lui avait été donné de ne faire usage d'aucun des objets qui avaient servi au malade, contracta une ophthalmie qui le rendit aveugle.

» On a vu, à Arlon, un bataillon logé chez les bourgeois leur communiquer l'ophthalmie, et jusqu'à cinq ou six habitans en être atteints dans la même maison.

» La contagion miasmatique a rencontré plus d'adversaires que la contagion immédiate. En effet, elle tombe moins sous les sens, et il est presque toujours difficile de démontrer que les malades infectés de cette manière ne l'ont pas été par un contact plus direct. Cependant, si l'on considère l'influence que doit exercer sur la conjonctive une atmosphère resserrée, viciée par les exhalaisons de la matière purulente des ophthalmiques, dans les casernes, les hôpitaux, les camps, les corps-de-garde, la rapide propagation de la maladie et sa prompte aggravation dans les lieux où l'air est mal renouvelé, quelques précautions que l'on prenne contre la con-

tagion immédiate, on sera disposé à attribuer
à l'infection miasmatique au moins une part
dans la production de l'épidémie.

» Au reste, la contagion de l'ophthalmie
n'exclut pas son développement spontané sous
l'influence des causes générales du catarrhe
oculaire, et il est même présumable que telle
a été, en Belgique, l'origine première de la
maladie, bien que l'on ait avancé, sans le
prouver, qu'elle avait été importée d'Egypte.
On sait que cette dernière opinion a également
été professée dans d'autres contrées de l'Europe, à l'occasion des épidémies d'ophthalmie
purulente qui y ont sévi depuis la campagne
d'Egypte, et l'on se rappelle la discussion
soulevée au sein de l'ancienne société de la
Faculté, par l'exposé que M. Roux fit de
cette doctrine dans la relation de son voyage
à Londres, en 1814. Notre respectable col-
lègue, M. Larrey, soutint alors, comme il l'a
imprimé depuis dans le tome 1ᵉʳ de sa *Clinique chirurgicale*, que les militaires revenus
d'Égypte avec l'ophthalmie ne pouvaient l'a-
voir transmise, puisque, en France, ils ne
l'avaient point communiquée à d'autres indi-

vidus, soit dans les hôpitaux, soit à l'hôtel des Invalides; que d'après ses observations, la propagation du mal dans les salles de blessés, en Egypte, dépendait des intempéries de l'atmosphère et non du voisinage des ophthalmiques, et que la même cause avait dû donner lieu aux mêmes effets dans d'autres pays. Quelque solution qu'on donne à cette question, heureusement d'un intérêt secondaire sous le rapport de la pratique, on conçoit, comme l'a très bien fait sentir M. Laugier dans son excellent article *Blennophthalmie* du *Dictionnaire de médecine*, que les causes multipliées qui rendent cette affection endémique en Egypte, aient paru suffisantes pour expliquer son développement et son extension, tandis qu'en Europe, et en Belgique en particulier, l'absence ou le peu d'intensité de ces causes, laisse nécessairement une part beaucoup plus large à la contagion.

» La blennophthalmie qui existe en permanence, à Paris, dans l'hôpital des Enfans et l'hospice des Orphelins, confirme en tout point les idées de M. Caffe sur l'ophthalmie belge, avec laquelle elle offre plus d'un trait de ressemblance. Assez bénigne à certaines époques, et bornée à un petit nombre d'individus, cette affection acquiert plus d'intensité dans des conditions particulières, qui paraissent dépendre des influences atmosphériques. Elle se répand alors avec violence par voie de contagion médiate ou immédiate, présentant la même acuité, la même purulence que l'ophthalmie militaire, le même boursoufflement de la conjonctive, laquelle se recouvre également de granulations, phénomène déjà signalé par Mongenot dans l'*Annuaire médico-chirurgical des hôpitaux*, Paris 1819. Le danger de la perte de la vue n'est pas moins grand dans cette maladie que dans l'ophthalmie des armées, comme le montre une description de l'épidémie de 1818, consignée par M. Jadelot dans le même recueil. Votre rapporteur a été témoin, en 1832, d'une épidémie semblable, à l'hôpital temporaire des Bons-Hommes, où se trouvaient réunis cent et quelques enfans, orphelins du choléra, qui, entassés dans la maison de refuge de l'Oursine, y avaient été atteints d'une ophthalmie purulente, dont la description a été publiée par MM. Piorry et Bourjot Saint-Hilaire. Plusieurs infirmières des Bons-Hommes contractèrent la maladie ; l'une d'elles devint aveugle. Une religieuse resta aussi privée de la vue, et un élève en médecine, attaché à l'établissement, perdit un œil. La contagion ne peut être ici contestée, puisqu'il n'y avait point d'ophthalmie dans la localité avant l'arrivée de ces enfans.

» Le traitement de l'ophthalmie militaire a fixé d'une manière spéciale l'attention de M. Caffe. Son travail fait connaître particulièrement les moyens chirurgicaux employés avec avantage pour détruire les granulations de la conjonctive, lorsqu'elles ont résisté au traitement dirigé contre l'inflammation de l'appareil oculaire. Il signale les meilleurs procédés de cautérisation et d'excision de cette membrane, ainsi que les circonstances qui indiquent l'application de l'une ou de l'autre méthode.

» L'expérience a prouvé que la réunion des ophthalmiques rend leur guérison plus difficile, surtout s'ils sont renfermés dans un espace trop étroit relativement à leur nombre.

Il est donc essentiel, pour le succès du traitement, de les soustraire à l'influence d'un pareil foyer d'infection. M. Caffe conseille dans ce but la dissémination au loin des soldats atteints d'ophthalmie et le bivouac en rase campagne, sous l'influence d'un air sec et vif. Il a recueilli de nombreux exemples des bons effets de cette mesure; un des plus remarquables a été fourni par M. Lepage, qui parvint par ce moyen à enrayer la marche d'une ophthalmie qui avait déjà frappé cinq à six cents hommes dans un seul régiment, au camp de Diest.

» Prévenir le contact des malades avec les individus sains, en isolant les premiers, est le moyen indiqué par M. Caffe pour obtenir la cessation de l'épidémie. Il propose pour extirper ce fléau :

» 1° D'éloigner des rangs de l'armée tout individu menacé ou affecté d'ophthalmie purulente, à quelque degré que soit la maladie, en faisant constater deux fois le jour, par des médecins experts l'état sanitaire des hommes de chaque compagnie.

2° De diriger sur des dépôts différens, qui

seraient disséminés dans toutes les provinces, les hommes considérés comme en état de suspicion et ceux qui seraient réellement infectés.

» 3° De ne réintégrer ces hommes dans leurs corps respectifs qu'après leur avoir fait passer un certain temps, au sortir des dépôts, dans des compagnies d'attente, que l'on pourrait préposer à la garde des citadelles et des places fortes.

» La réussite de ce plan rigoureusement exécuté n'exigerait, dit l'auteur, que l'espace de temps nécessaire à la guérison de ceux qui dès ce jour seraient soumis aux mesures indiquées. Privée de l'aliment qui entretient son activité, l'épidémie s'évanouirait complètement par l'entière extinction de son foyer.

» Ces vues nous ont paru fondées en principe ; elles s'appuient sur des documens d'une valeur incontestable. Toutefois c'est à l'expérience seule qu'il appartient de prononcer définitivement sur leur degré de certitude.

» En somme, le travail de M. le docteur Caffe sur l'ophthalmie belge décèle un observateur éclairé et laborieux, et il mérite à

8

tous égards de fixer l'attention de M. le ministre ; il contient des faits d'une haute importance , qui témoignent que son auteur n'a
rien négligé de ce qui pouvait éclairer les
gouvernemens qui s'y trouvent intéressés. Il
est à désirer que notre estimable confrère soit
à même d'étendre encore le cercle de ses observations et de compléter la démonstration
d'une doctrine dont les preuves ne sauraient
être trop nombreuses.

» M. Caffe a joint à son Mémoire des recherches statistiques intéressantes sur les pro-
ductions de la Belgique, sur sa population,
sa mortalité, ses causes de mort, sur la nature
des délits qui y sont commis, ainsi qu'une
description complète de ses eaux minérales,
et d'autres détails propres à faire connaître
sous toutes ses faces ce pays et ses habitans,
persuadé, dit-il en terminant, « que la con-
» naissance de l'homme doit toujours accom-
» pagner celle du pays qu'il habite. »

*Signé* : SANSON, RENOULT,
GÉRARDIN, BOUVIER.

**MINISTÈRE**
de l'Agriculture
et
du Commerce.

DIRECTION
des
Établissemens
sanitaires.

Paris, le 1 février 1840.

A M. le docteur CAFFE.

Monsieur,

L'Académie royale de médecine m'a adressé le rapport que je lui ai demandé sur le travail que vous aviez bien voulu me soumettre, au retour du voyage que vous aviez entrepris, sous les auspices de l'administration, en Belgique, en Hollande et en Prusse, pour étudier l'épidémie ophthalmique qui a particulièrement sévi depuis quelques années dans l'armée belge.

Je ne crois pas nécessaire, monsieur, de vous envoyer une copie de ce rapport, qui a été imprimé dans le bulletin de l'Académie ; je me plais seulement à transcrire les conclusions, portant, « que votre travail sur l'ophthalmie belge décèle un observateur éclairé et laborieux ; qu'il contient des faits d'une haute importance, qui témoignent que vous n'avez rien négligé de ce qui pouvait contribuer à résoudre une question aussi grave, ainsi qu'à éclairer les gouvernemens qui s'y trouvent intéressés ; qu'il est à désirer que vous soyez à même d'étendre encore le cercle de vos observations et de compléter la démonstration d'une doctrine dont les preuves ne sauraient être trop nombreuses. »

Je n'ai rien à ajouter, monsieur, à cet honorable té-
moignage, si ce n'est l'expression de ma haute approba-
tion, pour le zèle désintéressé avec lequel vous avez
rempli la tâche que vous vous êtes imposée. S'il se présente quelqu'occasion de mettre à profit votre dévoue-
ment et votre expérience, je la saisirai avec empresse-
ment.

J'ai l'honneur de vous saluer avec une parfaite considération,

Le ministre, secrétaire d'Etat,
de l'agriculture et du commerce,

**CUNIN-GRIDAINE.**

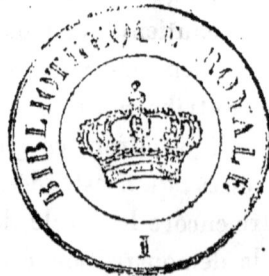

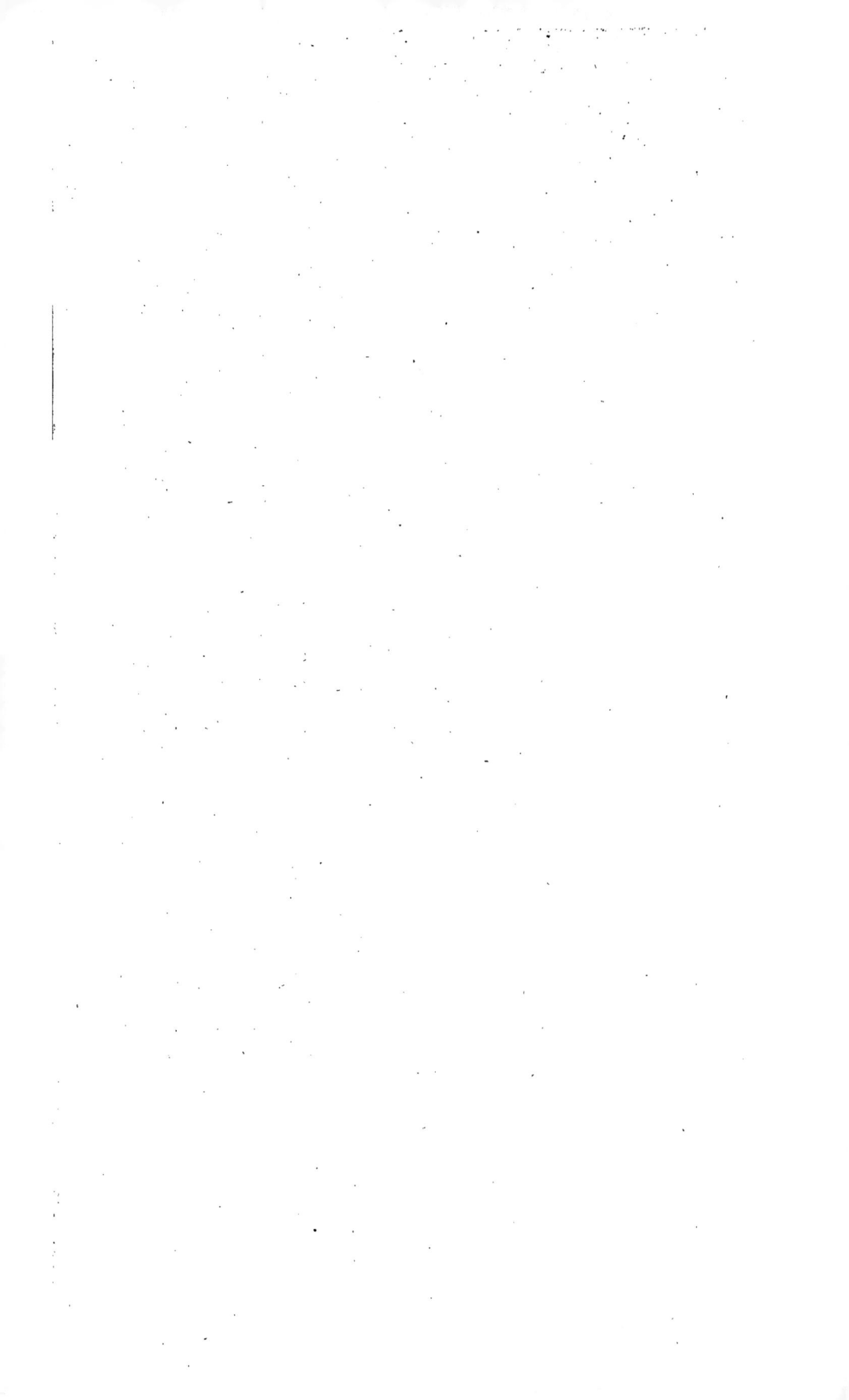

www.ingramcontent.com/pod-product-compliance
Lightning Source LLC
Chambersburg PA
CBHW071216200326
41519CB00018B/5548